临床外科疾病诊疗与影像技术研究

主　编　平晓春　信鑫鑫　张　磊
　　　　于全德　贾茵农　尹义超

汕头大学出版社

图书在版编目（CIP）数据

临床外科疾病诊疗与影像技术研究 / 平晓春等主编. -- 汕头：汕头大学出版社，2023.3
ISBN 978-7-5658-4987-9

Ⅰ. ①临… Ⅱ. ①平… Ⅲ. ①外科－疾病－诊疗－研究②外科－疾病－影像诊断－研究 Ⅳ. ①R6

中国国家版本馆CIP数据核字（2023）第056607号

临床外科疾病诊疗与影像技术研究
LINCHUANG WAIKE JIBING ZHENLIAO YU YINGXIANG JISHU YANJIU

主　　编：	平晓春　信鑫鑫　张　磊　于全德　贾茵农　尹义超
责任编辑：	黄洁玲
责任技编：	黄东生
封面设计：	刘梦杳
出版发行：	汕头大学出版社
	广东省汕头市大学路243号汕头大学校园内　邮政编码：515063
电　　话：	0754-82904613
印　　刷：	廊坊市海涛印刷有限公司
开　　本：	710mm×1000mm 1/16
印　　张：	11.75
字　　数：	200千字
版　　次：	2023年3月第1版
印　　次：	2024年3月第1次印刷
定　　价：	128.00元

ISBN 978-7-5658-4987-9

版权所有，翻版必究
如发现印装质量问题，请与承印厂联系退换

编委会

主　编　平晓春　信鑫鑫　张　磊
　　　　于全德　贾茵农　尹义超
副主编　赵芳石　博格拉·阿尔斯兰
　　　　李　由　李延欣　张　明
　　　　房雪松　李云松　曹建伟
　　　　郑兆芳　程　钢　朱玉辉
　　　　朱天华　李宝龙　蒋国喜

前 言

现代外科学要求外科医生不仅要掌握传统的临床诊断方法和手术治疗技巧，而且应熟悉相关的现代科学技术。影像学诊断被广泛应用，已成为不可缺少的临床手段。

本书在编写过程中着重临床影像学技术、外科疾病的临床诊断与治疗技术，理论密切联系临床实际，以临床中常见病、多发病为出发点，以诊断和治疗为中心，对临床上经常遇到的疑难问题和应用的重要治疗手段与方法等进行较系统的阐述，并侧重介绍当今影像新技术、外科领域的新知识和新理论。本书具体包括以下内容：心血管外科疾病、胸外科疾病、肝胆外科疾病、神经外科疾病和泌尿外科疾病。

本书适用于临床外科医师及影像科人员参考学习。虽然本书的各位编者殚精竭虑，查阅了大量参考文献，期望能体现其先进性，但是由于我们的水平所限仍难免有疏漏或偏顾，如有不妥之处敬请广大读者批评指正。

目 录

第一章 心血管外科疾病 ·· 1

  第一节 心血管影像成像技术 ·· 1

  第二节 主动脉夹层 ·· 23

  第三节 腹主动脉瘤 ·· 30

  第四节 动脉导管未闭 ··· 36

第二章 胸外科疾病 ·· 41

  第一节 胸部影像检查技术 ··· 41

  第二节 慢性脓胸 ··· 51

  第三节 大咯血 ·· 63

  第四节 创伤性肺假性囊肿 ··· 67

第三章 肝胆外科疾病 ·· 71

  第一节 肝胆影像检查技术 ··· 71

  第二节 门静脉高压症 ··· 83

  第三节 胆石症 ·· 93

  第四节 肝胆损伤 ··· 106

第四章　神经外科疾病···117

　　第一节　颅脑影像检查技术···117

　　第二节　高血压脑出血···127

　　第三节　急性脑梗死···134

第五章　泌尿外科疾病···143

　　第一节　泌尿系统影像检查技术···································143

　　第二节　输尿管结石···153

　　第三节　膀胱结石··164

　　第四节　前列腺增生症···172

参考文献··179

第一章　心血管外科疾病

第一节　心血管影像成像技术

一、超声心动检查

（一）超声心动图成像设备与技术

声波是由物体（声源）振动产生的一种机械波，每秒振动的次数称为频率，人耳可闻声波的频率范围为16~20kHz。超过人耳听觉阈值，即频率大于20kHz的声波称为超声波，而频率小于16Hz的声波称为次声波。超声诊断应用较高频率超声作为信息载体，从人体内部获得某几种声学参数的信息后，形成图像、曲线或其他数据，用以分析临床疾病。医用超声常用频率范围为2.5~30MHz，一般心血管系统常用频率为2.5~10MHz。

超声诊断仪的基本组成包括超声探头、主机和显示器3大部分。超声探头：超声诊断仪用以产生超声辐射和接收超声的关键部件；主机：负责控制电脉冲激励换能器发射超声，同时接收探头获取的回波信号进行放大，检测处理输送到显示器；显示器与记录部分：显示器将主机获取的图像信号最后采用的标准电视光栅方式显示出来，以及将超声诊断仪生成的图像转变为数字信息加以存贮。

心血管超声检查技术主要包括M型超声心动图、二维超声心动图、多普勒超声心动图、经食管超声心动图、负荷超声心动图、超声造影、三维超声及血管内超声，各超声技术将在下一小节具体介绍。

（二）超声心动图正常表现

1.M型超声

M型超声心动图是以光点辉度来显示心脏与大血管各界面的反射，显示心脏各层组织对于体表（探头）的距离随时间变化的曲线，即超声心动图曲线。在二维超声心动图的引导下，M型超声心动图取样变得简便快捷，可取得心脏大血管的径线、搏动幅度、瓣膜活动度及心功能或血流动力学数据，可用于分析室壁厚度、运动速度、幅度、斜率及瓣膜等高速运动的轨迹。

检查部位包括胸骨旁、剑突下、胸骨上窝等部位，主要采用胸骨旁部位，于胸骨旁3~4肋间探查，超声束在二维超声心动图胸骨旁左心室长轴观的引导下，由心尖向心底作弧形扫描可获得5个标准曲线。

（1）1区：曲线由上至下依次为右心室前壁、右心室腔、室间隔、左心室腔、后乳头肌及左心室后壁。此区不常用，通常不作为特殊测量的部位。

（2）2A区：从前到后依次为右心室前壁、右心室腔、室间隔、左心室腔与左心室后壁。该区系测量左心室腔前后径、室间隔与左心室后壁厚度的标准区。正常M型图像收缩期室间隔朝向后方、左心室后壁朝向前方运动，左心室后壁的运动幅度稍大于室间隔的运动幅度。测量采用舒张末期，即心电图R波的顶点，收缩末期采用心电图T波结束及左心室后壁前向运动的最高点。分别于舒张末期和收缩末期，测量室间隔左心室心内膜与左心室后壁心内膜间距离，即为左心室舒张末期和收缩末期内径。

（3）2B区：重点显示左心室腔内二尖瓣前后叶的运动曲线。前叶曲线呈"M"形，后叶与前叶逆向运动呈"W"形。收缩期二尖瓣瓣叶关闭接合点呈一细线。此区主要用于测量右心室腔前后径，以及观察二尖瓣前后叶的运动关系。舒张期右心室心内膜面至室间隔右心室面垂直距离，即右心室前后径。

（4）3区：声束依次通过右心室前壁、右心室腔、室间隔、左心室流出道、二尖瓣前叶与左心房后壁。可用于测量二尖瓣前叶运动幅度。二尖瓣收缩期略向前斜的关闭线称CD段。舒张期二尖瓣开放，二尖瓣前叶向前运动，形成双峰样曲线，第一峰称E峰，反映了左心室舒张期的快速充盈过程；第二峰称A峰，代表快速充盈后的缓慢充盈。

（5）4区：即心底波群，由前至后声束依次通过右心室流出道、主动脉根部和左心房。主要用于测量主动脉瓣搏幅，以及主动脉和左心房的前后径。主动脉根部M形曲线为两条平行的强回声，主动脉瓣的M型超声，在舒张期表现为一条与主动脉壁平行的瓣叶闭合线，收缩期主动脉瓣开放，呈六边形盒样曲线，曲线回声纤细，前、后方细线分别代表主动脉右冠瓣和无冠瓣，盒的宽度相当于左心室射血时间，盒的高度代表瓣叶的开放幅度，正常值＞15mm。

2.二维超声心动图

二维超声心动图将从人体反射回来的回波信号以光点的形式组成切面图像，可在二维空间清晰、直观、实时显示心脏各结构的形态、空间位置及连续关系，是心脏超声的核心检查手段，适合于各种类型心血管疾病的检查。

检查部位包括胸骨旁、心尖、剑突下、胸骨上窝等部位，特殊病例可采用其他部位，如右位心患者可在胸骨右侧探查。

（1）胸骨旁左心长轴切面：探头常置于胸骨左缘第三、四肋间隙，探头标点指向9~10点钟方向，探测平面与右肩左腰方向平行。该图应清晰显示右心室、室间隔、左心室、左心房、主动脉、主动脉瓣以及二尖瓣等结构。左心房底部与二尖瓣后叶根部相邻的管腔为冠状静脉窦横断面。

（2）心底短轴切面：探头置于胸骨左缘第二、三肋间，探查平面与左肩右腰方向平行。该切面主要显示主动脉根部及其瓣叶、左心房、右心房、三尖瓣、右心室流出道、肺动脉近端等结构。如切面稍向上倾斜，则可显示肺动脉主干及其左、右分支等。

（3）二尖瓣水平左心室短轴切面：在心底大动脉短轴切面基础上，将探头继续向下倾斜可显示此切面。该切面可显示半月形右心室、室间隔、圆形左心室和二尖瓣口等。在该切面基础上探头再向下倾斜可显示乳头肌水平左心室短轴切面。该切面同样显示半圆形右心室、室间隔、左心室，左心室内可见前后两组乳头肌的圆形断面回声。

（4）心尖四腔心切面：探头置于心尖，扫查方向指向右肩胛部，扫查平面中线经过心脏十字结构。该切面显示心脏的4个心腔、房间隔、室间隔、两组房室瓣及肺静脉。在该切面的基础上将探头轻度向前上方倾斜，即可获得心尖五腔心切面，心脏十字交叉结构被左心室流出道和主动脉根部管腔所代替，主动脉根部管腔位于左、右心房之间，近侧腔内有主动脉瓣回声。

（5）心尖左心室两腔心切面：探头置于心尖部，在心尖四腔心切面基础上，逆时针旋转探头约60°直至右心完全从图像中消失，该切面可显示左心室、左心房、二尖瓣。在该切面基础上继续逆时针旋转探头直至主动脉根部长轴出现，即为心尖三腔心，此切面可显示心尖、左心室流入和流出道、二尖瓣及主动脉。

其余常用切面还包括右心室流入道长轴切面、剑突下四腔心切面、剑突下双心房及上、下腔静脉长轴切面、胸骨上窝主动脉弓长轴及短轴切面等，此外，还有一些非标准切面用以全方位探查心脏结构。

3.多普勒超声心动图

多普勒超声心动图利用多普勒效应原理，探测心血管系统内血流方向、速度、性质、途径和时间等血流动力学信息。目前常用的超声多普勒包括脉冲多普勒、连续多普勒、彩色多普勒（CDFI）以及组织多普勒等，脉冲和连续多普勒是血流速度测定的主要方式。

（1）脉冲多普勒：脉冲多普勒（PW）由单一晶体片发射和接受超声波，晶体片在一定时间内间断发射超声脉冲信号，在一选择性时间延迟（Td）后才开始接受回声信号，并利用其频谱成分组成灰阶频谱。与二维超声结合，可选择心脏或血管内任意部位的小容积血流，显示血流实时频谱，频谱可显示血流方向（朝向探头的血流在基线上，背离探头的血流在基线下）、血流性质、血流速度、血流持续时间，可供定性、定量分析。其特点为所测血流速度受探测深度及发射频率等因素限制，通常不能测高速血流。

①二尖瓣口血流频谱：心尖四腔心或两腔心切面，将取样容积放于二尖瓣下，可获得二尖瓣口典型的舒张期双峰频谱。第一峰为E峰，为舒张早期左心室快速充盈所致；第二峰为A峰，为心房收缩所致。两者均加速支频谱较窄，减速支频谱较宽。正常情况下，E峰＞A峰，E峰和A峰均为层流。成人E峰最大流速平均为0.9m/s（0.6~1.3m/s），儿童为1.0m/s（0.8~1.3m/s）。

②三尖瓣口血流频谱：心尖四腔心或右心室流入道切面，将取样容积放于三尖瓣下，可获得舒张期双峰频谱，类似二尖瓣口频谱，但幅度较低，且受呼吸运动影响明显，吸气时峰值高，呼气时峰值低。成人E峰平均值为0.5m/s（0.3~0.7m/s），儿童E峰平均值为0.6m/s（0.5~0.8m/s）

③主动脉瓣口血流频谱：取心尖五腔或三腔心，取样容积放置于主动脉瓣口，收缩期可见负向单峰频谱。与肺动脉瓣口血流频谱相比，主动脉瓣口血流频谱加

速支陡峭，血流加速时间短。成人最大流速平均值为1.3m/s（1.0～1.7m/s），儿童最大流速平均值为1.5m/s（1.2～1.8m/s）。

④肺动脉瓣口频谱：一般取胸骨旁心底短轴切面，显示肺动脉瓣及主肺动脉；将取样容积置于肺动脉瓣下，收缩期可见负向单峰频谱。频谱加速支的上升和减速支的下降均较缓慢，形成近于对称的圆钝形曲线。成人最大流速平均值为0.75m/s（0.6～0.9m/s），儿童最大流速平均值为0.7m/s（0.5～1.0m/s）。

频谱多普勒还可根据不同疾病的需要灵活选择测量其他部位频谱，如肺静脉或下腔静脉等。

（2）连续多普勒：连续多普勒（CW）采用双晶体片探头，一晶体片连续发射超声脉冲信号，另一晶体片同时连续接收回声信号。可单独使用，也可与二维超声心动图结合。其优点为可以测定高速血流，缺点为无距离分辨能力，无法对声束方向的任意一点进行定点评价，可测血流流速一般大于7m/s，足以满足临床需要。当某个瓣膜口或其他部位狭窄出现高速血流时，可使用连续多普勒进行流速的测定。

（3）彩色多普勒血流显像：彩色多普勒血流显像（CDFI）采用多点选通技术（multi-gate），即在众多超声声束上多点取样方法，利用自相关技术和彩色数字扫描转换技术而实现，根据感兴趣区内血流流速、方向和湍流程度，应用红、蓝、绿和三基色的混色显示心腔内血流。红、蓝色显示血流速度及方向，颜色色调表示速度大小。朝向探头的血流多普勒频移编码为红色，远离探头的血流编码为蓝色，与扫描线垂直的血流则不标色。在尼奎斯特极限内，颜色明亮表示血流速度较快，而颜色黯淡表示血流缓慢。

正常情况下，在心尖四腔切面上，二尖瓣口舒张期可见红色为主血流信号通过二尖瓣口进入左心室，收缩期二尖瓣口关闭，无血流信号；三尖瓣口血流信号类似于二尖瓣口，亦可见舒张期红色为主血流信号通过三尖瓣口入右心室，收缩期瓣口关闭，无血流通过。心尖五腔或三腔心切面上，收缩期主动脉瓣开放时见蓝色为主的血流通过主动脉瓣口，舒张期瓣口关闭，无血流信号。右心室流出道切面，收缩期肺动脉开放时可见蓝色为主血流信号进入主肺动脉，舒张期瓣口关闭，无血流通过。

（4）组织多普勒成像（TDI）：传统的多普勒成像以血流运动为观测目标，其最大限度地保留了血流运动的频移信号，而滤除了运动较慢的心肌组织频移信号。TDI采用相同原理，但其滤除高速度的血流信号而保留了低速度的心肌组织运动信号。目前临床常用TDI测量左心室二尖瓣环的运动速度，以帮助判断左心室收缩和舒张功能。取心尖四腔心切面，将取样容积置于二尖瓣环，记录二尖瓣环运动的多普勒频谱，该频谱由收缩期s'峰、舒张早期e'峰及舒张晚期a'峰组成。左心室舒张功能正常时，e'峰>a'峰，舒张功能减退时，e'峰<a'峰，随着舒张功能不断减低，e'峰进一步减低，a'峰增大。与二尖瓣口舒张期血流频谱相比，该法可鉴定假性正常化。另外，组织多普勒还可以指导和评价心脏再同步化治疗效果。

4.经食管超声心动图

经食管超声心动图将特殊的食管探头置于食管或胃底，从心脏后方向前扫查心脏，避免了肋骨、肺以及皮下组织的干扰，图像清晰度和分辨力较高。

行经食管超声心动图（Trans Esophageal Echocardiography，TEE）检查时，不同心脏切面是按照特定图像采集所需旋转角度来描述的。每个位置探头均从0°开始旋转，角度增加幅度为5°～15°直至180°，标准水平面（横轴）定义为0°，心脏短平面在45°，纵切（纵轴）面定义为90°，长轴图像定义为135°。各标准切面角度因人而异。

通过探头的插入、调整位置和角度来获得不同的平面从而观察心脏。经常使用的有四腔心切面多种短轴切面、左心室短轴切面。四腔心切面能清晰显示心房、心室以及房室瓣的情况。短轴切面能显示主动脉瓣以及邻近组织结构；左心室短轴切面，是最有用的通过乳头肌水平长程监测左心室功能的方法；在这些水平上通常能够观察节段性室壁运动变化、心脏功能以及左心室充盈情况。此外，还可显示升主动脉和降主动脉的长、短轴切面，可用来评价主动脉疾病如夹层和动脉瘤。

5.负荷超声心动图

负荷超声心动图是指在生理、药物和电生理等方法增加心脏负荷的情况下，应用超声检测心血管系统对负荷的反应状况，从而对其产生的相应心血管生理及病理状态做出判断的一种检查方法。自20世纪80年代早期负荷超声心动图开始应用以来，此技术已经逐渐成熟，并广泛应用于冠心病心肌缺血的诊断、危险性分层及判断心肌存活性等领域。

判断心肌缺血的主要标准，是在静息状态下运动正常的心肌，在负荷状态下运动减弱；判断心肌存活性的主要标准，是静息状态下运动异常的心肌，在负荷状态下运动改善。

负荷超声心动图根据负荷方式分为运动、药物、起搏及冷加压试验等。目前应用最多的是多巴酚丁胺、腺苷、踏车运动及活动平板负荷试验。

6.声学造影

声学造影，即通过外周静脉或心导管向心脏内注入可产生强烈超声波反射的制剂，从而显示出强烈的对比效果，以便观察心脏的解剖结构、心内膜边界及心功能、血流信息和心肌灌注等。近年来，超声造影已从单纯显示心腔内结构和血流信息，扩大至显示冠状动脉及其微动脉的充盈状态，从而反映局部心肌的血供，以评价冠心病的严重程度以及各种治疗措施的疗效，为当前超声领域发展极其迅速且前景广阔的一个分支。

现阶段声学造影主要包括右心声学造影、左心声学（分为左心室声学造影和心肌声学造影）。应用范围如下：

（1）协助显示心内分流。

（2）改善多普勒血流频谱的显示效果。

（3）协助显示心内未知结构。

（4）改善心内膜边界的显示效果。

（5）显示心肌的灌注状态。

7.三维超声心动图

心脏结构复杂，随着计算机技术的飞速发展，图像处理速度与数据存储量的极大提高，利用三维成像技术实时显示心脏立体结构、空间关系成为现实。自20世纪70年代推出三维超声成像概念以来，迄今已经历了静态三维、动态三维、实时三维超声心动图3个阶段。

三维超声心动图可以显示心脏整体形态及各结构的毗邻关系，确定心脏瓣膜病变，帮助诊断先天性心脏疾病，在心脏手术时进行实时监测以及测定腔室内径。

8.血管内超声

血管内超声（intravascular ultrasound，IVUS）是无创性超声心动图技术和有创性心导管技术相结合的一种新方法。通过心导管或导引钢丝将超声换能器插入心血管腔内进行探查，再经过电子成像系统显示心血管断面的形态和血流图形。

目前有两大功能：一是血管内超声显像，能反映血管和心脏内膜下各层结构的解剖形态；二为血管内多普勒血流速度描记，能记录血管内的血流速度。

IVUS主要应用于冠状动脉病变的诊断，可以诊断经导管冠状动脉造影不能明确的病变。IVUS也可以用于其他血管病变的诊断，如应用于观察肺动脉高压患者肺动脉壁结构，从而对疾病进行评估。

二、X线检查

（一）X线胸片检查技术

X线是一种波长很短的电磁波，其波长范围在0.006～500nm，用于诊断的X线波长范围通常为0.08～0.31nm，相当于球管在40～150kV时产生的X线。X线的穿透性是其成像的主要基础。为了获得X线图像，除X线的穿透力之外，还需要被透射组织结构具有一定的密度或厚度的差异，以能够形成X线的灰阶对比度。

心脏位于纵隔内，分别与两侧胸腔相邻，X射线透射胸部时，由于心脏与肺组织对X线的吸收不同，心脏的边缘与含气的肺组织可形成良好的自然对比度，十分有利于进行X线检查。因此，在伦琴发现X射线之后不久，即将之用于心脏检查，以后随着设备的不断改进，逐渐得到广泛的临床应用。近年来随着许多新的影像学技术（包括超声心动图、CT、放射性核素显像、MRI等）相继问世，X线心脏检查的临床应用范围大为缩小，检查数量也显著减少；但是，由于普通X线检查设备的普及率高，价格比较低廉，简便易行，能同时观察胸部其他器官和结构，显示肺循环敏感、准确，所以作为心脏的常规影像学检查方法之一，目前临床仍在广泛应用。心脏方面的X线检查，主要包括X线胸部检查和心血管造影两大类，前者又可进一步分为透视和摄影两种。

1.心脏的X线透视检查

透视是心脏普通X线检查的重要方法。X射线穿透胸部，经人体组织吸收衰减后照射到荧光屏上成像；现代设备多应用影像增强器，获取数字化的图像呈现在显示器上。透视检查可转动患者，从不同角度观察心脏大血管的轮廓及其搏动状况，有利于进行病变定位，重点观察心脏形态，分析病变与周围结构的关系，必要时还可取最佳位置摄影，以便纠正因体位不正、吸气不足等因素所致的摄影失真。普通X线透视检查简便易行，价格低廉，在我国曾经广泛应用。

X线心脏透视检查时间以分计，因此接受透视检查者所遭受的射线辐射量较大，透视影像欠清晰，检查结果与操作者的经验有关，不利于前后两次检查的对比，为其主要缺点。目前，其心脏影像学首选检查方法的地位已经被超声心动图取代，心脏透视检查的临床应用正在逐年减少，已经成为一种特殊的补充检查手段。

2.心脏的X线摄影检查

心脏X线摄影检查通常称为X线胸片，曝光时间仅为数十毫秒，患者接受的X线辐射剂量比透视小得多，所获图像的空间分辨率高，摄影检查使用标准检查位置，有利于多次摄影图像的前后对比观察，还具有可供多人阅览、利于保存的优点。在发达国家，常规应用心脏X线胸片检查，必要时辅以透视。我国也逐渐在向此方向发展。

（二）心血管正常X线表现

根据心腔及大血管与周围组织的密度差异，只有与肺组织相邻的心脏边缘能够显示出来。因此，为了最大限度显示心脏和大血管的轮廓变化，临床上心脏和大血管的普通X线检查采用了不同的体位。X线胸片常规应用的体位包括后前位、左侧位、右前斜位和左前斜位。

1.后前位X线胸片

在后前位X线胸片上，右心缘可以分为两段，两者高度大致相当，之间常以一切迹分割。右心缘的下段为右心房，呈向右隆凸的弓状，密度均匀。上段为上腔静脉和升主动脉的复合投影。在儿童和青壮年，升主动脉通常位于上腔静脉外缘的内侧。因此，心缘的上段由上腔静脉构成，较平直，可一直延续到锁骨水平。在老年人，由于主动脉迂曲延长，升主动脉向外凸出，从而全部或部分位于上腔静脉轮廓之外，构成右心缘的上段，这时右心缘上段也呈弓状突出，并可见与主动脉弓相延续。右心缘与横膈的交角为右心膈角，有时可在右心膈角见到垂直或斜向外侧的阴影，为下腔静脉的投影，在深吸气或垂位心的情况下更明显。

左心缘由三段组成。上段通常呈球形突出，由主动脉弓和降主动脉的起始部构成，称作主动脉弓或主动脉结。主动脉弓在儿童和青壮年通常仅轻度突出，而在老年人同样由于主动脉的迂曲延长，可以明显向左侧肺野突出。左心缘的中段由主肺动脉干的外缘和部分左肺动脉构成，称为肺动脉段。肺动脉段通常较平直，可以轻度凹陷或膨隆。左心缘的下段为最长的一段，呈向左下延伸的弧形影，由左心室构成，其下端内收，与横膈呈锐角或直角关系，为心尖部。在成人心尖部外侧常可见到三角形密度较淡的阴影，为心包脂肪垫。

2.左侧位X线胸片

左侧位X线胸片可用于观察左、右心室，左心房，主动脉升、弓部及主肺动脉干。在左侧位X线胸片上，心脏大血管位于中部偏前，后上到前下斜行心前间隙呈倒三角形。心前缘的下部为右心室，其上部连接漏斗部，主肺动脉干发出后向后并略向上延伸。升主动脉位于主肺动脉的上方，呈垂直走行或略向前膨隆，然后连接主动脉弓，并延续为垂直向下走行的降主动脉。升主动脉与降主动脉间可见上腔静脉、头臂血管和气管，部分与升主动脉阴影重叠。

在左侧位X线胸片上，心后缘与脊柱亦不重叠，可见到窄长的心后间隙。心后缘的上段为左心房，仅占心后缘的一小部分。大部分为下段的左心室，可轻度后凸。后心膈角区可见三角形的下腔静脉阴影。左侧位X线胸片，心脏的膈面主要为左心室，仅前端一小部分为右心室，室间隔位于心膈面的前中三分之一处。主动脉窗在左侧位上比左前斜位小，主动脉弓亦显示较窄。主动脉窗内气管分叉前缘的圆形阴影为右肺动脉横断面，其下为右肺下动脉，左肺动脉在左主支气管上缘向后下走行并发出分支。

3.右前斜位X线胸片

右前斜位X线胸片利于观察左心房、主肺动脉干和右心室漏斗部的增大、扩张，也有助于显示右心房的增大。

在右前斜位X线胸片上，心后缘的上段由升主动脉后缘、主动脉弓、气管及上腔静脉组成，各结构互相重叠。心后缘的下段由心房构成，上部为左心房，占主要部分，轻度向后隆凸，膈上小部分为右心房。后心膈角有时亦可见到斜行向后的三角形影为下腔静脉的投影。降主动脉和食管位于心后缘与脊柱间的心后间隙内，食管与左心房的后缘相邻。因此，在右前斜位X线胸片采用吞钡的方法，可以显示食管并观察食管有无移位，从而判断左心房有无增大。

心前缘自上而下为升主动脉、主肺动脉干左前缘和右心室漏斗部，下段大部分为右心室，左心室只占据膈上的小部分，为心尖部。

4.左前斜位X线胸片

左前斜位X线胸片是观察左、右心室，右心房及胸主动脉全貌的最重要体位，此外，对于了解左肺动脉、左心房与左主支气管的关系及头臂血管的情况也有帮助。

常规采用60°左前斜位X线胸片，室间隔接近与X线方向平行，两心室明确区分。心前缘上段主要为升主动脉，其前缘略凸，上腔静脉与升主动脉重叠。主动脉弓部上端可见一稍向后凹的弧形无名静脉的投影。心前缘下段为右心室，其边缘接近垂直，或略向前膨隆。右心房耳部位于升主动脉与右心室之间，为斜行弧状影。心前缘与胸壁之间为心前间隙，左前斜位X线胸片心前间隙正常为斜行的长方形。

心后缘正常情况下与脊柱并不重叠。心后缘可分为两段，上段主要为血管阴影，下段为心脏房室阴影。心后缘上段的上部为主动脉弓，在左前斜位展开，弓下为主动脉窗，其中有气管分叉、左主支气管及伴行的左肺动脉。左肺动脉又将主动脉窗分为两部分，上方由左肺动脉上缘及主动脉弓降部下前缘构成，下方为左心房及其上方的左主支气管，两部分间常可见透明间隙。主动脉弓上可见透明的三角区，称为主动脉三角，其前缘为左锁骨下动脉，下缘为主动脉弓，后缘为脊柱。主动脉自弓部以下为降主动脉，垂直走行于心后缘与脊柱间的心后间隙内。心后缘的下段主要为向后膨出的左心室，其上一小部分为左心房，两者间偶可见到房室沟形成的小切迹，但多数情况下并不显示，需借助观察搏动来区分心房与心室。左心室段的下端常可见到室间沟形成的切迹，为左、右心室分界的标志。室间沟一般与膈面重叠，深吸气有助于显示。心后缘近膈面常可见到前上向外下的斜行阴影，为下腔静脉的投影。

三、CT检查

（一）CT设备及成像特点

计算机断层扫描（computed tomography，CT）简称CT。自20世纪70年代初推出并应用于临床以来，CT技术取得了巨大进展。心脏时刻在跳动，这是早期CT临床应用的盲区，直至20世纪80年代中期电子束CT（electron bean CT，EBCT）问世，CT才开始应用于心脏检查。EBCT采用电子束扫描，替代X线球管的机械运动，扫描速度更快、时间分辨力更高（50ms），主要为心血管尤其心脏成像设计，但EBCT是层面采集，不能实现真正意义的容积扫描，而且扫描层厚最薄1.5mm（当代CT到达0.5mm），CT图像的空间分辨率偏低，其临床应用受到制约。

1998年推出的多排探测器CT（multi-detector CT，MDCT）简称多排CT，其使用旋转的X线球管和多排探测器阵列，在扫描床连续进动过程中完成容积扫描。近20年来，MDCT技术的快速发展，推动了心脏CT临床应用的普及。MDCT经历了由4层至8、16、32、40、64、128、256、320和640层螺旋CT，以及32、64和92排探测器双源CT的快速发展，螺旋扫描速度由0.5s/r逐步提升至0.25s/r，其时间分辨力逐步提升（例如，256排探测器螺旋CT和92排探测器双源CT，采用单扇区图像重建的时间分辨力分别为135ms和66ms），减轻或消除了心脏运动伪影，心脏包括冠状动脉CT检查，可适用的心率范围更大；探测器宽度逐渐加大使单位时间内的扫描覆盖范围更大，心脏CT扫描时间更短；实现了更薄层厚（0.5~0.625mm）采集，提高了Z轴的空间分辨力；图像各向同性，使多平面及曲面重组图像与原始横断面图像几乎一致，心脏尤其冠状动脉CT图像质量满足诊断要求。

迭代重建算法（iterative reconstruction，IR）经过更新换代，已成为CT图像常规的重建算法，基本取代了传统的滤波反投影（filtered back projection，FBP）重建算法，提高了低管电压和/或低管电流条件下CT扫描的图像质量，有效降低了CT扫描的辐射剂量。另外，随着更宽探测器和更高转速螺旋扫描以及多能量CT扫描技术的开发和应用，双能量CT心血管成像的临床应用正逐年增多，负荷心肌灌注CT成像已初步进入临床应用。

如何降低心血管CT检查的辐射剂量备受关注。低管电压和/或低管电流技术在"后64排"MDCT上已成为主流，迭代重建算法在一定程度上弥补了低管电压和/或低管电流CT扫描在显著降低辐射剂量时导致图像噪声增加的缺陷。对于心脏包括冠状动脉而言，更宽（320排）探测器CT和64排及以上探测器双源CT实现了单心动周期心脏采集，辐射剂量很低。大螺距扫描是64排及以上探测器和双源CT独有的心脏扫描模式，CT扫描时间很短（<0.3秒），辐射剂量很低（0.5~1mSv）。

近10年来，随着"后64排"MDCT的技术逐渐成熟，以及性价比的提升，其临床应用越来越普及，64排以下的CT正逐步被淘汰。

（二）心血管CT检查方法

由于心血管（包括心房室壁）与心血管腔（血池）的CT密度接近，平扫CT用于评价心血管形态学的价值有限。目前，心脏平扫CT主要用于冠状动脉钙化积分的定量评价。在绝大多数情况下，心血管检查需碘造影剂增强CT扫描，以区分心血管壁与心血管腔，评价心血管结构和功能的变化。

1.心血管CT检查方法

（1）冠状动脉钙化CT检查方法：一般采用前瞻性心电触发序列扫描模式，心室舒张期采集数据。迄今仍沿用Agatston于20世纪90年代初在EBCT上创立的冠状动脉钙化积分量化方法，以评估冠状动脉粥样硬化程度。CT值≥130Hu，面积≥1mm^{2}的冠状动脉病变定义为钙化。依冠状动脉每个钙化病变的CT密度峰值确定钙化密度因子"f"（f=1：130Hu≤CT密度峰值＜199Hu；f=2：200Hu≤CT密度峰值＜299Hu；f=3：300Hu≤CT密度峰值＜399Hu；f=4：400Hu≤CT密度峰值），钙化密度因子与钙化面积的乘积即为钙化积分。可分别测量和计算左冠状动脉主干、左前降支（包括对角支）、左回旋支（包括钝缘支）和右冠状动脉的钙化积分，四者的钙化积分之和为钙化总积分。在CT工作站上通过使用冠状动脉钙化分析软件，能快捷、准确地识别和测量钙化，并计算单支冠状动脉钙化积分和钙化总积分。

由于冠状动脉钙化积分结果与CT扫描参数（管电压、管电流以及扫描层厚等）有一定相关性，为保证冠状动脉钙化积分定量评价的可重复性，建议使用MDCT厂商推荐并默认的CT扫描参数实施冠状动脉钙化检查。

（2）冠状动脉CT血管成像（coronary computed tomography angiography，CCTA）检查方法：冠状动脉CT扫描主要有3种模式：

①回顾性心电门控螺旋扫描：在整个心动周期采用小螺距连续螺旋扫描，采集全时相即整个心动周期的数据，然后重建心动周期任何时相的心脏图像。即使采用心电图管电流调制技术，其辐射剂量仍很高。该模式已不被国内外的指南所推荐使用。

②前瞻性心电触发序列扫描（简称序列扫描）：作为冠状动脉CT检查的主流扫描模式，采用"步进-扫描"轴面数据采集技术、适应性心电触发移床技术以及心律不齐补偿技术（适用于室性期前收缩等患者），在心电图R-R间

期内的固定时相触发心脏CT扫描和数据采集,避免了螺旋扫描过程中的重叠扫描,辐射剂量较低。该模式被国内外的指南推荐使用。CT扫描仪的时间分辨率越高,对被检者心率的要求越低。按中国指南的建议,64排探测器CT适用的心率<70次/分钟,128排和320排探测器CT适用的心率<75次/分钟,多排探测器双源CT适用的心率<90次/分钟。高心率被检者需服用酒石酸美托洛尔注射液(倍他乐克)25~50mg或氨酰心胺12.5~25mg等药物,以达到上述心率要求。在频发期前收缩和房颤等心律失常患者,时间分辨率偏低的CT扫描仪,也许不能获得满足诊断要求的冠状动脉图像质量。

③心电触发单心动周期扫描或大螺距扫描:宽探测器(320排)CT能实施单心动周期心脏采集,避免了心率波动时多个心动周期数据采集的"阶梯样"伪影。大螺距扫描作为64排及以上探测器和双源CT特有的扫描技术,以75ms或66ms的单扇区重建的时间分辨率实施大螺距(3.4)无间隙扫描(第二套探测器的数据可以填补第一套探测器的间隙),心脏图像采集时间约为0.3s,可在一个心动周期内完成整个心脏扫描,尤其适用于心率≤65次/分钟且心率稳定的被检者。

迄今"后64排"MDCT的时间分辨率仍不能完全满足冠状动脉成像的要求。由于冠状动脉运动的复杂性,在高心率被检者,一般难以在单一重建时间窗获得所有血管段均能满足诊断要求的CT图像,仍需选择其他重建时间窗。因此,在临床工作中,对于高心率被检者,适当控制心率仍不失为提高冠状动脉CT图像质量的简便和有效的手段。

(3)主动脉及外周动脉CT检查方法:MDCT螺旋扫描模式(包括多排探测器双源CT的大螺距扫描模式)适用于主动脉及外周动脉CT检查。对于重点显示升主动脉尤其主动脉根部病变的患者,可考虑采用前瞻性心电触发序列或大螺距扫描模式,以减轻或消除心脏和主动脉搏动伪影,改善升主动脉尤其主动脉根部的CT图像质量,尤其有助于主动脉瓣的形态学评价以及升主动脉夹层的诊断。

对于外周动脉而言,双能量CT成像技术通过去除骨骼和钙化等能够改善血管腔的评价,低能量CT成像能够改善外周动脉细小分支的显示。

(4)肺血管CT检查方法:MDCT螺旋扫描模式(包括多排探测器双源CT的大螺距扫描模式)适用于肺血管包括肺动脉和肺静脉的CT检查。对于重点观察肺动脉细小分支血管的患者,可考虑采用前瞻性心电触发序列,或大螺距扫描模式以减轻或消除心脏搏动伪影，肺动脉细小分支血管的显示更清晰，尤其有助于肺动脉细小分支栓塞的诊断。

双能量CT肺动脉成像通过对两种能级X线扫描时肺组织碘造影剂的分布进行分析，评价肺组织的血流灌注情况，既提供了形态学信息，也提供了功能学信息。

2.碘造影剂的使用方法

除冠状动脉钙化CT检查外，心血管CT检查需使用碘造影剂。离子型碘造影剂早已被淘汰。非离子型碘造影剂的安全性已得到大规模临床试验的验证，且被广泛用于心血管CT和增强CT检查。目前，临床上使用的非离子型碘造影剂依每毫升碘含量不同有多种规格，均可用于心血管CT检查。为降低碘造影剂肾病的发生率，原则上在满足心血管CT诊断要求的情况下应尽量降低碘负荷量。

（1）碘流率（iodine delivery rate，IDR）的设定。碘流率是指单位时间内经静脉注射的造影剂碘量（gI/s），即碘造影剂浓度（gI/mL）和注射流速（mL/s）的乘积。在进行CT检查时，心血管腔强化程度与碘流率密切相关。在设定碘流率时，既要考虑心血管CT检查的部位和目的，又要结合患者的心功能、肾功能、体质量指数以及静脉情况等，通过调整碘造影剂注射速率和用量制订适宜的碘流率，以便获得满足诊断要求的心血管CT强化效果。例如，显示心脏疾病（如先天性心脏病）的心房和心室形态结构时可选择较低的碘流率，显示冠状动脉等细小血管建议采用较高的碘流率。随着低管电压CT扫描和迭代重建算法的普及应用，为实现更低碘流率和碘负荷量的心血管CT检查创造了有利条件，降低了碘造影剂肾病的发生率。另外，随着宽探测器CT和多排探测器双源CT的广泛使用，以及机架旋转速度的提升，单位时间内的心血管CT扫描覆盖范围更大，采集时间更短，碘负荷量更低。

（2）碘造影剂和生理盐水注射期相的设定。依心血管CT检查的部位和目的，经静脉注射碘造影剂和生理盐水的方式有多种选择：

①碘造影剂注射结束后立即注射20～30mL生理盐水。

②碘造影剂以正常流速注射结束后立即以低流速注射碘造影剂，然后以正常流速注射20～30mL生理盐水。少数高压注射器可注射碘造影剂与生理盐水的混合液，还可做如下设定：碘造影剂注射结束后立即注射混合液，然后注射20～30mL生理盐水。对于心脏CT检查而言，与第一种注射方案相比，第二种注

射方案的优点是上腔静脉和右心房室高浓度碘造影剂所致条状伪影明显减轻，延长了心脏各房室的强化时间，左心房室与右心房室的强化程度在同一时间窗上更为均衡，在优良显示冠状动脉的同时，也能清晰显示心脏各房室形态和结构，尤其有助于心房和心室壁病变以及先心病的诊断。

（3）碘造影剂增强CT延迟扫描及其时间的设定。碘造影剂增强CT延迟扫描主要用于明确心腔附壁血栓及其与心脏肿瘤（如心脏黏液瘤）相鉴别，而且通过延迟CT扫描评估其血供情况。

依检查目的确定CT扫描延迟时间。例如，对心房颤动患者，为了明确左心房耳部是否有血栓形成，建议CT扫描延迟时间设定在30秒以上，而且CT扫描范围仅设定在左心房耳。

3.心血管CT图像重建算法和图像后处理方法

迭代重建算法已基本取代传统的滤波反投影重建算法，并用于CT图像重建，心血管CT图像质量较以往有了显著提高。在临床工作中，应根据心血管CT检查的部位和目的选择适宜的CT图像重建参数（显示野、图像矩阵、层厚、层间隔及图像重建卷积核等），以获得满足诊断要求的心血管CT图像。例如，评估冠状动脉支架时，选择锐利卷积核进行图像重建，也许有助于改善支架腔的显示。

心脏属运动器官，心脏和冠状动脉CT图像的采集及重建有其特殊性。冠状动脉在一个心动周期内并非匀速运动。一般而言，一个心动周期的心室舒张中末期或收缩末期通常为冠状动脉大多数血管段的慢速运动期，将图像重建时间窗置于该时段时，获得满足诊断要求的冠状动脉各支或各节段的比例更高。

由于MDCT实现了更薄层厚（0.5~0.625mm）的数据采集，Z轴的空间分辨力很高，实现了CT图像像素在三维空间的各向同性，经过图像后处理能够获得优良的二维和三维心血管CT图像。心血管CT扫描获得数百至数千幅原始横断面图像，原始图像的阅读和分析不可或缺。多平面重组（multi-planar reformation，MPR）在二维平面（如心室长轴和短轴）上，显示心脏各房室解剖结构；曲面重组（curved planner reformation，CPR）沿血管轴线，在二维平面上显示血管，对血管腔的评价优良；最大密度投影（maximum intensity projection，MIP）显示最大CT密度的像素，可做出类似于插管法血管造影的图像；容积再现（volume ending，VR）以三维模式直观和整体显示心脏和血管。

（三）心血管CT新技术

1.双能量CT血管成像

64排及以上探测器CT的普及应用推动了双能量CT血管成像的临床应用。宽探测器CT的X线球管具备低能级（低管电压）和高能级（高管电压）X射线瞬时切换技术，可获得两种能级X线的扫描数据，64排及以上探测器双源CT的两套X线球管，能分别以低能级和高能级X线获得扫描数据，实现了双能量CT血管成像。在图像工作站上通过专门的软件，对高和低能级X线扫描数据进行后处理，利用碘与人体其他物质（如钙化）在两种不同能级X线扫描时的衰减系数差异，通过多种算法获得虚拟的平扫CT图像，通过去除骨质和钙化改善血管狭窄程度的CT评价。另外，双能量CT血管成像通过检测动脉粥样硬化斑块成分，在不同能级X线扫描时的衰减变化，对斑块评价具有潜在的应用价值。

2.CT心肌灌注成像（CT myocardial perfusion imaging，CT-MPI）

MPI尤其负荷MPI，作为心肌微循环的评估方法具有重要的临床价值。随着MDCT的更新换代尤其宽探测器（256、320排）CT和92排探测器双源CT的问世，CT-MPI已进入临床应用。256、320排探测器CT的Z轴覆盖范围更大，甚至可实现全心灌注成像，但X-Y平面的时间分辨率偏低，对被检者心率要求较高，MPI的辐射剂量偏高。92排探测器双源CT的穿梭式扫描模式同样可实现较大Z轴覆盖范围，由于X-Y平面的时间分辨率很高（66ms），更利于实施负荷CT-MPI，而且MPI的辐射剂量较低。动态增强CT-MPI的方法是经静脉注射碘造影剂后，随时间重复扫描心脏并获得一系列心肌影像，利用数学模型计算心肌血流量（MBF）、心肌血容量（MBV）及平均通过时间（MTT）等参数评估心肌血流动力学变化。双能量CT-MPI通过采用两种能级X线实施扫描，采集心肌组织与碘在两种能级X线扫描时获取的衰减信息，通过图像后处理软件，能够获得心肌碘图并测量心肌碘含量，心肌碘图反映了心肌微循环状况，能准确评价心肌灌注异常，有望成为心脏"一站式"CT检查的重要组成部分。

四、MRI检查

（一）MRI设备及成像特点

MRI在心血管领域的应用价值日益提升，心脏磁共振（cardiac magnetic

resonance，CMR）扫描不仅无电离辐射，且与超声、CT及核素等常见的无创性检查相比，其空间和时间分辨率的组合堪称最佳。CMR具有大视野、多成像序列、高度的组织分辨力及不断呈现的新方法、新技术，能对心脏形态、功能、心肌灌注、血管造影、动脉斑块及分子显像等进行较为全面的检查。

（二）心血管MRI检查技术

1.心血管MRI的基本序列

心脏本身快速跳动，成像时间有限，要采集清晰、动态的影像常用梯度回波脉冲序列，包括扰相梯度回波（spoiled gradient echo，SGRE）脉冲序列和平衡稳态自由进动脉冲序列；同时，由于快速自旋回波脉冲序列具有优良的软组织对比，且不易发生磁敏感伪影，具有良好的静态成像效果。

（1）快速自旋回波序列：在传统的自旋回波脉冲序列的采集过程中，通过紧随90°激发脉冲的一个180°重聚脉冲产生一个自旋回波信号。快速自旋回波脉冲（fast spin echo，FSE）序列，则在90°脉冲后应用多个180°重聚脉冲产生多个回波。每个自旋回波由于磁场不均匀性而失相位，这种失相位又被下一个180°脉冲反转，产生另一个相应的自旋回波。施加不同的相位编码给每个回波后进行数据采样，进行一条k空间线的填充。每个激发脉冲得到的回波数即为回波链长度，也称为加速因子，可以定义脉冲序列加速的程度。在心脏大血管成像时，FSE序列常联合双反转黑血磁化准备方案，来获得心脏和大血管的解剖像。

（2）扰相梯度回波脉冲序列：采用梯度回波成像进行心脏大血管成像时，重复时间（repetition time，TR）往往很小，远小于血液或心肌组织的T_2弛豫时间。这也就导致每个激发脉冲产生的横向磁化被采集后，在下个激发脉冲施加时仍然存在，这就会导致下一个TR信号采集被增强或者减弱。在扰相梯度回波脉冲序列中，在每个TR末期施加扰相梯度或使用激发脉冲扰相技术使得信号失相位，避免残余横向磁化矢量对随后的TR内信号造成干扰。

在SGRE脉冲序列中，激发脉冲的可变翻转角与TR、回波时间（echo time，TE）共同决定了图像的对比。翻转角对于梯度回波技术来说非常重要，能够使TR降低到比自旋回波TR小得多的值。通常选择小的翻转角（常小于30°）。虽然在磁化矢量翻转过程中，仍有部分Z轴矢量偏移至X-Y平面但只有最初产生很少的横向磁化矢量，Z轴的残余磁化矢量能够很快回到均衡值，这样降低了TR这种小偏转角的成像方式是SGRE脉冲序列的成像基础。

（3）平衡稳态自由进动序列：平衡稳态自由进动序列（balanced steady state free precession，bSSFP）脉冲序列是在每个TR的末期设计确保下一个激发脉冲施加前，横向磁化矢量不被损毁而回到原来相位。之后它被带到下一个TR，叠加于下一个激发脉冲产生的横向磁化矢量中。这样在一定数量的重复后，磁化状态达到稳态，来自数个连续的TR的横向磁化矢量组成强大的信号。

bSSFP脉冲序列的对比度和组织的T_2/T_1比值有关，液体和脂肪组织相对于其他组织呈现高信号。由于横向磁化矢量来源于几个TR的叠加，bSSFP脉冲序列的信号幅值比SGRE脉冲序列大得多，但这也造成图像的信号噪声比（signal-to-noise，SNR）和对比噪声比（contrast-to-noise，CNR）均高于SGRE脉冲序列。如果磁场不均匀，则来自不同TR的横向磁化矢量会产生相互抵消，从而在图像中易形成黑色的条带。因此，在bSSFP脉冲序列中，提高感兴趣区（ROI）的磁场均匀度十分重要。这可以利用个体特异性的动态匀场来完成，它可以利用梯度磁场来校正由患者个体诱发的磁场不均匀。

2.黑血成像序列和亮血成像序列

（1）黑血成像序列：可以用来观察先心病和胸主动脉疾病的心脏和大血管形态。一般采用快速自旋回波或反转恢复技术来获得心脏的图像，在心肌或大血管内没有运动的或者缓慢运动的质子表现为高信号，而心腔和大血管中快速流动的血液由于运动出了成像层面，没有暴露于激发脉冲之下，导致信号流空，得到黑血图像。

（2）亮血成像序列：亮血成像序列包括SGRE、bSSFP及回波平面成像GRE等，扫描得到图像上血池和心血管腔的信号明亮，相对于邻近心肌信号稍高。扫描过程中也能识别由于血流湍流产生的相关体素失相位。

3.CMR扫描常用技术

（1）呼吸运动控制：呼吸运动控制能够通过患者屏气或呼吸门控的方式来补偿。心肺疾病患者屏气时间相对缩短，这一定程度限制了屏气方法的使用。呼吸门控的方法通过弹性呼吸带或呼吸压力垫间接追踪膈肌运动，从而减少落在预设窗口外的采集。在临床实际扫描中，大多数患者采用屏气联合快速成像的采集方法。

（2）心脏运动的同步控制：心脏的运动十分复杂，在长轴方向上存在纵向缩短，在短轴方向上存在径向收缩及旋转。利用同步脉冲在多个心跳周期内同一时像采集信号。血氧监测仪、外周脉冲监测等，均可以用来监测同步心脏运动，但最可靠的方法是心电（electrocardiograph，ECG）门控。将ECG电极和导线连接至胸壁获得ECG信号，检测同步脉冲，完成MR数据采集，在多个心动周期的相同时相，完成心脏影像的采集。

（3）快速成像技术：在早期CMR的图像采集中，每个心跳仅能获得一条k空间线，采集效率极低。后来出现了分段填充k空间的方式，提高了采集图像的效率。通常分段采集的技术应用于SGRE或bSSFP脉冲序列进行并行成像。随着MRI系统软硬件的提升，射频线圈通道数增加，出现了并行采集技术，成倍缩短了采集时间，或在相同的采集时间内成倍增加空间分辨率。并行成像的采集方式降低了信噪比，因此并行采集方式更适用于bSSFP脉冲序列等高信噪比序列。

4.CMR临床应用技术

（1）电影序列：电影成像相对于静态成像，是获得单个层面心动周期内不同时像的一系列图像，用于评价心脏室壁运动的情况和心脏的整体功能。由于需要很短的TR，因此心脏电影序列只能通过梯度回波脉冲序列来完成。常规电影序列成像往往需要采集多个心动周期的信号，每个心动周期只采集各个时相相对应k空间的某一时段，k空间分段采集。同步化方式又分为前瞻性门控和回顾性门控。

前瞻性门控，即ECG触发，QRS波群后立刻以最短延迟开始数据采集，当接收到下一个R波的同步脉冲时，停止数据采集。该方法需要估计患者的平均R-R间期，同时由于系统需要等待下一个触发脉冲，在心动周期的末端会丢失10%~20%的数据采集。

回顾式门控，即同步记录脉冲过程中与R波重合的TR。在全部采集结束后，所有TR采集得到的MR数据分配到心动周期的不同时像，组成相应的k空间。但这个过程要求患者心律整齐，否则在每个R-R间期分配的k空间数据线将不尽相同。对于偶发的心律不齐，可对过长或过短的R-R间期进行拒绝即可，但如果存在大量心律不齐，则拒绝数据的方法不可行。

心脏电影通常是在单次屏气中完成至少一层图像采集，序列的选择需要考虑磁场强度的不同，进行不同设计。在1.5T场强中，由于bSSFP序列在血液和心肌组织间存在固有高对比，因此被广泛使用在3.0T场强中，磁敏感伪影限制了

bSSFP序列的应用，而常常采用SGRE序列较多。

（2）心肌灌注成像：心肌灌注成像（myocardial perfusion imaging，MPI）用于评价心肌血流的供应，这对于评估缺血性心肌病的诊断十分重要。在静脉注射造影剂后，在连续心跳采集同一解剖位置和心动周期的多幅图像，正常心肌被灌注时心肌信号强度增加，灌注减低的区域可以被探测。通常，采用几个短轴图像和一个长轴图像涵盖包括心尖的左心室。完整的心肌灌注显像分为静息显像和负荷显像两部分，在进行心肌负荷灌注时，在扩血管药物如小剂量腺苷三磷酸（ATP）或腺苷作用下，正常冠状动脉快速扩张而病变血管扩张不明显，病变血管供应的心肌血流量下降，从而出现心肌信号减低，即冠状动脉的"窃血"现象。在MPI序列扫描时，需要最小化心脏运动和呼吸运动的影响，最大化造影剂对于图像增强的效果。因此，最理想的MPI图像是在没有运动的心脏平面上，显示信号随造影剂灌注心肌组织的时间上升或下降。

MPI图像需要快速采集，常采用单次激发技术配合SGRE脉冲序列、bSSFP脉冲序列或回波平面成像（EPI）脉冲序列来完成。由于这3种序列无需等待残余横向磁化衰减，故可以使用很短的TR加快成像速度。

常规报告心肌灌注缺损的方法是视觉评价心肌灌注动态图像，心肌血管灌注减低区域表现为信号强度相对减低，称为灌注缺损。也可以在动态的每帧图像上画出ROI，确定心肌和左心室血池内的区域，然后可以生成相应区域的造影剂动态摄取线，描述造影剂通过心肌的过程。

（3）钆造影剂延迟强化：钆造影剂延迟强化（late gadolinium enhancement，LGE）是在静脉注入钆造影剂后，利用反转恢复序列获得T_1WI的图像。钆造影剂可以改变组织的弛豫时间，这一改变正比于局部组织中钆造影剂的浓聚程度。造影剂在经过血液静脉注射后，经过血液循环进入血管外细胞间隙内累积后缓慢洗脱。在病变区域造影剂会更慢地回到血管内，从而保持了较高的造影剂浓度。在T_1WI图像上，相比于周围正常活性的心肌，病变区域的心肌信号强度明显增高，这种高信号的区域称为LGE。

依据延迟时间的长短，心肌钆造影剂强化可以分为早期钆造影剂增强（early gadolinium enhancement，EGE）和LGE。两者的唯一区别在于，静脉注射造影剂后采集时间不同，通常EGE的采集时间为注射造影剂后5分钟，而LGE则在10分钟以上。LGE常用于识别心肌瘢痕和心肌纤维化。在急性或陈旧心肌梗死的患者中，识别病变的心肌是CMR重要的临床应用。由于CMR出色的空间分辨率，故LGE评估心肌活性相比于其他成像方法更具优势。EGE可以用于评估微血管阻塞（microvascular obstruction，MVO），在成像时，非MVO区域均出现显著的T_1信号缩短，在合适的反转时间下，表现为信号增强区域内的信号减低区。需要注意，一段时间后MVO区域可以通过邻近的组织被动扩散造影剂，引起T_1信号减低。因此LGE可能会低估MVO的范围。因此，EGE是LGE的重要补充。

5.CMR成像平面

心脏大血管本身结构较为复杂，其正常轴向与身体本身所在轴向方向不一致，通常需要进行多个方位不同层面的成像才能准确显示其结构，除常规的轴位、冠状位、矢状位平面以外，尤其在一些复杂的先天性心脏病中，还需要特殊成像平面进行辅助。CMR具有任意方向切层的能力，操作者可根据具体情况任意选择切层方位，以利于最佳显示心脏解剖结构或病变的细节。

（1）四腔心长轴切面：一般经采集与心脏膈面相平行的层面而得到，也可以通过采集从二尖瓣中点到左心室心尖连线的平面得到。该平面上可以很好地显示4个心房、心室腔，以及房、室间隔，二尖瓣和三尖瓣的观察也以此平面为佳。

（2）左心室垂直长轴切面：这里指左心室两腔心，横断位图像为定位像采集平行于二尖瓣瓣环中点到左心室心尖连线层面获得。对左心室流入道及二尖瓣显示佳，对左心室功能分析具有一定的价值。

（3）左心室流出道长轴切面：也称为三腔心，经过心尖部，在基底部短轴切面电影图像上连线二尖瓣中点及主动脉瓣中点定位获得。主要显示主动脉根部、左心室、左心房、二尖瓣、主动脉瓣等解剖结构。

（4）左心室短轴切面：一般在获取其他左心室长轴方向图像后，通过选择与其垂直的层面而得到，该平面能够很好地显示心肌及室间隔诸节段，是评价心功能和室壁节段运动所必需的层面。

（5）肺动脉长轴平面：通过采集平行于右心室流出道和肺动脉主干的层面获得。将肺动脉长轴和肺动脉汇合部在同一层面上显示。可以为肺动脉狭窄或闭锁提供重要的诊断依据。

第二节 主动脉夹层

主动脉夹层（aortic dissection，AD）是指主动脉内膜破裂，血液从内膜破裂口进入血管中层，使主动脉管壁撕裂，形成真假两腔的一种病理改变。

流行病学调查显示，主动脉夹层的年发病率为2.9/10万～3.5/10万。男性和女性发病率约为5∶1。发病年龄为50～60岁。约65%的夹层患者破口位于升主动脉，约25%的患者破口位于左锁骨下动脉以远，其余患者的破口位于主动脉弓。60%～70%的患者伴随有高血压。夹层的发病率呈昼夜和季节规律，寒冷季节清晨6—10时是高发时段。

一、分期和分型

（一）分期

主动脉夹层按照距起病时间的长短分为急性期、亚急性期和慢性期，目前临床上定义发病2周内为急性期，发病2周至3个月为亚急性期，3个月以上为慢性期。

（二）分型

主动脉夹层在解剖上存在两种分型方法：即Debakey分型和Stanford分型。

1.Debakey分型

Debakey分型将主动脉夹层分为3种类型，主要用于描述夹层的累及范围。

（1）Ⅰ型：夹层起自升主动脉，跨越主动脉弓，累及降主动脉或腹主动脉。

（2）Ⅱ型：夹层起自并仅累及升主动脉。

（3）Ⅲ型：夹层起自降主动脉并向下蔓延，仅累及降主动脉者为Ⅲa型，夹层超越肾动脉水平者为Ⅲb型。

2.Stanford分型

Stanford分型以近端破口发生位置作为依据，相对更为简单，分为A型和B型。

（1）Stanford A型：近端破口发生位置位于升主动脉，包括DebakeyⅠ型和DebakeyⅡ型。

（2）Stanford B型：夹层发生位置位于降主动脉，包括DebakeyⅢa型和DebakeyⅢb型。由于Stanford A型夹层解剖位置上邻近心脏，容易发生瓣膜和冠状动脉开口等并发症。

二、影像学表现

（一）X线胸片

X线胸片对于AD的诊断价值有限。出现纵隔增宽、主动脉壁钙化内移等征象提示AD可能，需进一步检查明确诊断。

（二）CT

CT平扫能隐约显示撕裂后向管腔内侧移位的内膜片，尤其是内膜片上有钙化时。CT血管造影（CTA）可提供更多的重要解剖信息，包括：有无内膜片，内膜片撕裂累及的主动脉段范围、真腔和假腔识别、破口和再破口定位、顺行和/或逆行夹层识别、分支受累情况终末器官有无缺血（脑、心肌、肠、肾等）、心包积液及其程度、胸水的程度、主动脉周围有无出血、有无纵隔出血等征象。

1.内膜片及其撕裂范围

内膜片撕裂是AD诊断的直接征象。增强轴位图像上显示为横穿于主动脉管腔内的线样低密度影，将主动脉管腔分成为两个腔，即真腔和假腔。虽然轴位图像上观察内膜片更清晰，但因内膜片沿主动脉长轴纵向延伸，多平面重组和曲面重建等三维重建图像可更为直观地观察内膜片撕裂的范围。

2.真腔和假腔

真腔多居于夹层的主动脉管腔内侧，但当内膜片呈螺旋形撕裂走行时，真腔也可居于外侧。假腔较大，常居于真腔的外侧，其密度可低于真腔也可与真腔相等。假腔内血流速度缓慢，常合并血栓形成。真腔一般小于假腔，有时甚至可被假腔压闭。真假腔的准确区分对明确重要的分支动脉起自真腔还是假腔，以及血管内介入治疗至关重要。

3.破口和再破口

表现为线样内膜片的连续性中断。原发破口多位于升主动脉根部和左锁骨下动脉以远的降主动脉近端处。再破口则可位于主动脉任意其他节段。

4.顺行和逆行夹层

当破口位于升主动脉根部，内膜片通常从升主动脉根部向上沿升主动脉、弓部及降主动脉顺行撕裂；或破口位于左锁骨下动脉以远时，内膜片沿降主动脉向下撕裂延伸。但当原发破口位于主动脉弓部或降主动脉近端时，内膜片既可顺行向下撕裂，也可同时逆行撕裂至升主动脉。

5.分支受累

主动脉的重要分支血管如窦部发出的冠状动脉，颈部的左锁骨下动脉、左颈总动脉和无名动脉，腹部的腹腔干、肠系膜上动脉和双侧肾动脉，以及双侧髂总动脉、髂外动脉等是否有内膜片撕裂累及，或是起自真腔还是假腔，对于评估其供血的终末器官是否有缺血可能及治疗决策都至关重要。

6.终末器官缺血

当重要的分支动脉起自假腔，或撕裂受累时，均可致该动脉供血的终末器官缺血。CTA通常无法评估终末器官的功能改变，但对肾脏却可通过实质强化较对侧肾减低来评估肾灌注减低及功能不全。比如当肾动脉起自假腔且假腔密度明显低于真腔时，或肾动脉内有内膜片撕裂累及且真腔被血栓充填的假腔压迫重度狭窄或闭塞时，可见其供血的肾实质灌注较对侧明显减低甚至无灌注。当内膜片撕裂累及冠状动脉开口或近端时，则提示心脏缺血的可能。当内膜片撕裂累及颈动脉时，如有一侧颈总动脉密度低于对侧，则提示同侧颅内半球缺血的可能。更准确地评估脑缺血则可在主动脉CTA扫描的同时尝试行头颅灌注扫描。此外，当肠系膜上动脉夹层真腔被压闭时，需观察肠壁有无低强化、水肿增厚及扩张等肠缺血坏死的改变。

7.心包积液及胸膜腔积液

主动脉急性内膜片撕裂时常可合并胸膜腔积液和/或心包积液（图1-1）。

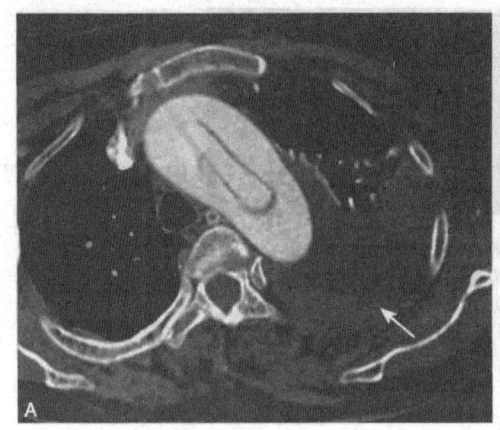

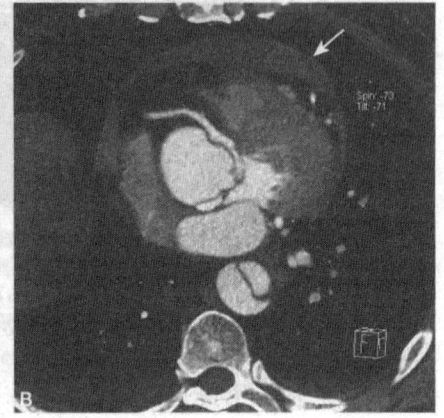

图1-1　A型主动脉夹层合并胸腔积液及心包积液CTA表现

注：A.轴位图像示主动脉弓部内膜片撕裂，左侧胸膜腔见液性低密度影（白箭）；B.轴位图像示心包区液性低密影（箭头所示）包绕。

8.主动脉周围血肿和纵隔血肿

当主动脉夹层假腔破裂时可合并主动脉周围血肿或纵隔血肿。

（三）超声心动图

直接征象为主动脉管腔内撕裂的内膜片回声，可随心脏搏动在腔内摆动，将动脉管腔分为真腔和假腔。M型活动曲线显示收缩期扩张者为真腔，另一腔为假腔；二维超声图像显示腔内云雾影或附壁血栓者为假腔，另一腔为真腔。部分患者可显示主动脉内膜的破裂口，断裂的内膜随血流摆动于真假腔之间，收缩期朝向假腔，舒张期朝向真腔。彩色多普勒或脉冲多普勒显像显示收缩期血流速度快者为真腔；而血流速度缓慢，血流信号延迟出现或呈逆向血流信号或无血流信号者为假腔。彩色血流显像血流通过破口处呈现五彩镶嵌的血流。75%患者破口处呈双向血流，收缩期血流从真腔流向假腔，舒张期很少流动或从假腔流向真腔，在破口处血流流动与破口处相反，收缩期血流从假腔流向真腔，舒张期很少流动或从真腔流向假腔。夹层累及主动脉根部时可致主动脉瓣环扩大，引起主动脉瓣反流，超声可观察和测量反流的量并评估反流的严重程度。

（四）MRI

MRI自旋回波黑血序列可清晰显示内膜片，真腔显示流空的低信号，而假腔显示略高的信号，表示有湍流。亮血序列也可清晰显示内膜片及真假腔。DCE-MRA则可全程显示内膜片撕裂的范围和程度，明确显示破口、真假腔、分支受累等AD的主要征象。MRI对于检测心包积液，主动脉瓣关闭不全或颈动脉夹层的存在也非常有用，可以清楚地观察近端冠状动脉及其撕裂累及情况。真腔和假腔间的流动可以使用相位对比电影-MRI或通过标记技术来量化。

MRI可清楚显示夹层撕裂的范围和程度，黑血序列均表现为信号流空。当假腔血流缓慢时，则表现为不均匀偏高信号，特别是伴有血栓时，此征象尤为明显。电影序列的斜矢状面可全程显示主动脉，动态显示内膜片及真、假腔，以及破口的位置，破口表现为内膜片连续中断，真腔内血流经破口向假腔内喷射。DCE-MRA是主动脉夹层最重要的检查序列，结合多平面重建以及MIP、VR等后处理技术，可全程显示主动脉夹层的范围、程度、破口及分支受累情况。通常早期真腔信号强度高于假腔，晚期真腔内信号渐低，而假腔内信号逐渐升高。当假腔内血栓，则表现无信号。

三、术前准备

术前评估与腹主动脉瘤的术前评估基本一致。造影剂增强的螺旋CT是目前诊断及评估夹层的常规检查手段，薄层的CT扫描可以有效鉴别真假腔、破口的位置和分支动脉受累以及夹层的累及范围等。CT三维重建能直观地提供夹层的整体解剖学形态，有助于治疗策略及支架的选择。腔内修复时移植物尺寸的确定通常可以基于对CT扫描的测量。除了影像学评估外，药物治疗是稳定夹层的保障，主要予以降压、镇痛和镇静等治疗。

四、腔内修复治疗

腔内修复通过将人工血管内支架（stent-graft，SG）跨越破口位置释放，封闭动脉内膜破口，消灭假腔内血流，达到假腔逐渐血栓形成，同时可解决大部分的分支动脉灌注不良，避免夹层破裂。

（一）适应证和禁忌证

主动脉夹层是否适合行腔内修复应满足一定的解剖条件。

1.传统意义上的主动脉夹层应符合下列解剖要求

（1）左锁骨下动脉和近端破口之间的距离即近端锚定区的长度大于15mm。

（2）有合适的入路动脉，理论上至少有一侧髂股动脉可探及真腔，髂股动脉的直径至少大于7mm（新型人工血管内支架输送系统外径对股动脉最小直径要求可降至6mm）。

（3）至少一侧肾动脉和肠系膜上动脉起自于真腔。

（4）近端锚定区的血管直径为26~42mm（否则支架尺寸不匹配）。

（5）无严重的主动脉瓣反流。

2.急性期和亚急性期的适应证

（1）夹层破裂出血。

（2）主动脉周围或纵隔血肿进行性增大。

（3）夹层主动脉直径快速增大。

（4）主动脉重要分支的严重缺血。

（5）无法控制的疼痛。

3.慢性期适应证

（1）夹层破裂出血。

（2）夹层主动脉直径快速增大（>10mm/年）。

（3）形成动脉瘤（直径>50mm）。

（4）主动脉重要分支严重缺血。

有这些情况者定义为不稳定的主动脉夹层或有并发症的主动脉夹层。

对于稳定的Stanford B型主动脉夹层，是否需要行腔内修复治疗目前仍存在争议。近年来Instead和Absorb等前瞻性研究结果显示，对于稳定性的夹层，腔内修复治疗的突出优势是在远期随访时获得更好的假腔重塑效果。因此越来越多的专家学者支持对稳定性的夹层进行腔内修复治疗。

胸主动脉腔内修复术（thoracic endovascular aortic repair，TEVAR）治疗的禁忌证除解剖条件不满足外，其他的因素主要包括：①严重的造影剂过敏，严重的支架材料过敏。②全身感染（增加移植物感染的可能性）。

（二）硬件设备腔内修复

除要求开展单位备有常规的血管外科手术器械、相应的介入器材外，主要的设备是数字减影血管造影（DSA）。腔内修复可在配备移动型小型DSA的手术室内进行，优点是一旦腔内修复手术失败，可立即行开胸治疗，同时也能进行杂交手术；缺点是移动式DSA的成像质量一般，同时最大视野较小。腔内修复也可在普通的安装固定式DSA的介入手术室进行，缺点是无菌标准相对较差，其他配备的辅助手术器械也较少。最理想的是在杂交手术进行（配备有大型固定式DSA的手术室），具有完全和常规手术室一致的无菌标准，常用手术器械配备完全；能同时进行外科手术，在单纯腔内修复无法解决问题，需要辅以外科手术（杂交手术）时尤为方便。

（三）腔内修复手术时机的选择

腔内修复的理想手术时机是在夹层起病后2周左右。夹层急性期内血管壁水肿严重、结构脆弱，如此时植入支架，导致血管壁撕裂形成逆行A型夹层的风险较高。慢性期假腔已经瘤样扩张，动脉壁纤维化增厚，缺乏弹性，腔内修复术后假腔发生良性重构的可能性明显降低。对于有明显致死并发症出现的患者，如濒临破裂、内脏动脉严重缺血等，应当机立断进行急诊腔内修复治疗以挽救生命，而不必一味等待至发病满2周时。

（四）手术过程

仰卧位，麻醉首选全麻麻醉。消毒的范围主要是双侧腹股沟区，对于术前考虑到股动脉细小有显露髂动脉的可能时，扩大消毒范围至下腹部。根据术前CT检查确定腔内修复治疗的入路途径。可选用股动脉、髂动脉甚至远端主动脉，以右侧股动脉为首选。如果股动脉的直径不到7mm，或髂动脉异常扭曲，则需要考虑经后腹膜途径直接手术暴露髂总动脉或远端腹主动脉，以建立手术的入路途径。常规途径是切开显露，直视下穿刺。切开可采用腹股沟皮纹下横行切口或者于股动脉走行上方做纵向切口。近年来，Proglide等血管闭合装置的应用使得腔内修复治疗可在不借助外科切开的方式下进行，实现真正的完全经皮穿刺操作。在股动脉显露后或者Proglide预置后，常规Seldinger法置入一5Fr血管鞘。经真腔将一5Fr猪尾巴导管升至内脏动脉水平进行造影，评估内脏动脉供血情况。然后将猪尾巴导管前送至升主动脉，做植入前的主动脉造影，测量主动脉直径等数据，并与术前通过CT测量的结果进行比较，确认人工血管内支架的尺寸，然后根据造影确认的分支动脉位置、大小弯位置在屏幕上进行标记，也可以采用骨性标志进行标记。术中血液肝素化（150U/kg）使ACT保持在250～300秒。然后交换Lunderquist超硬导丝，经超硬导丝置换出5Fr血管鞘。接着将人工血管内支架输送系统顺着超硬导丝送入主动脉，在透视监视下小心地使支架前端跨越主动脉夹层近端破口。此时一手握稳外鞘，根据之前造影确认的解剖位置在透视下做释放前的最后调整，使人工血管内支架的近端位于最佳点（获得最大锚定区距离）。此时，可给予静脉降压药物降低体循环血压，减少血流冲击引起的移位。然后后撤外鞘，释放支架。目前常见的人工血管内支架系统是支架与输送装置一体化的，通过不同方式后撤外鞘。如CooK公司的Zenith人工血管内支架是后拉式的，Medtronic公司的Captiva支架是通过旋转后侧外鞘，理论上释放更为精准。Gore公司的TAG支架和外鞘是分离式的，通过硬导丝先导入22Fr的外鞘，然后将人工血管内支架通过外鞘导入至目标位置，后撤外鞘，通过后拉支架上的释放线完全释放支架。人工血管内支架释放后膨胀并通过弹性扩张的力量固定在血管壁上。接下来将输送系统复位到释放前状态，整体后撤输送系统并将其完全退出体外。再次送入猪尾巴导管做植入后的主动脉造影了解支架定位情况和有无渗漏，后撤猪尾巴导管至内脏动脉水平再次造影，确认无明显内脏动脉供血障碍，撤出造影导管和动脉鞘，缝合股动脉。如果是完全经皮操作，此时收紧两把预置的Proglide线进行止血。然后根据ACT时间判断是否需要使用鱼精蛋白中和肝素。

第三节　腹主动脉瘤

正常腹主动脉的直径为1.8～2.0cm。根据动脉瘤定义，腹主动脉直径超过3cm即可诊断为腹主动脉瘤（abdominal aortic aneurysm，AAA）。但在临床还需要结合患者邻近正常的动脉直径作为判断依据（尤其对于女性患者）。超过95%的腹主动脉瘤位于肾动脉水平以下，累及肾动脉开口以上的不到5%，25%累及髂动脉。腹主动脉瘤患者中约有12%同时伴有胸主动脉瘤，约3.5%同时存在股动脉瘤或腘动脉瘤。

一、概述

腹主动脉瘤是最常见的真性动脉瘤，文献报道，腹主动脉瘤的年发病率为3/10万～117/10万人。最新的人群筛查研究发现，50岁以上老年男性，腹主动脉瘤年发病率可高达3.5/1000人。年龄调整发病率，男性是女性的2～6倍。近年来，随着人口老龄化及超声等腹部影像学检查方法的广泛应用，无症状腹主动脉瘤的发病率显著增加。与发病有关的危险因素包括老年、男性、吸烟史、高血压、高胆固醇血症、外周血管闭塞性病变、冠心病和阳性家族史等。

血管退行性变引起的动脉瘤占肾下腹主动脉瘤中的90%以上。较少见的病因还包括感染、动脉中层囊性坏死、动脉炎、遗传性结缔组织异常等。在儿童中主动脉瘤非常罕见，脐动脉导管感染是最常见的原因。

二、影像学表现

（一）腹部X线

因本身密度及受到腹腔脏器、腰大肌及脊椎重叠影响，腹主动脉瘤即使再大，在腹部X线平片上也不能显示，但当瘤壁重度钙化时，可显示瘤样扩张的高密度钙化的瘤体边缘，提示腹主动脉瘤的存在。常在腹部立位平片或腰椎正侧位片可见。

（二）CT

CT平扫仅能显示主动脉呈瘤样扩张，对瘤腔内信息及瘤体与周围组织关系无法确认。CTA可在轴位及重建图像上明确显示腹主动脉的局限性瘤样扩张，通常为向两侧均匀膨凸的梭形，也可呈偏向一侧的囊袋状凸起，在三维重建图像上显示更为直观。轴位图像还可显示瘤体管壁的钙化及瘤腔内的附壁血栓形成。除了形态学的观察，CTA还可测量并提供与手术相关的重要的信息，包括瘤体的最大直径及长径、瘤体上缘距肾动脉开口的距离、瘤体两侧正常腹主动脉（近端瘤颈）和髂动脉（远端瘤颈）的直径，以及瘤体与两端瘤颈的角度、瘤颈管壁有无钙化等。此外，以下关于瘤体急性破裂、濒临破裂及慢性破裂的重要CTA征象也应给予明确提示。

1.AAA破裂的CT征象

主要为典型的AAA合并血肿形成。破裂的AAA可显示活动性造影剂外溢或瘤体变尖等征象；新鲜的血肿常高于腰大肌密度，可局限性于腹膜后，位于主动脉后外侧，也可以腹膜后、腹腔都有，腹腔内血肿一般位于主动脉前或前外侧。

2.AAA濒临破裂的CT征象

CT平扫瘤体周缘出现新月形高密影，且增强密度高于腰大肌；AAA瘤体绝对直径＞70mm；AAA瘤体年增长大于10mm；瘤体钙化中断；附壁血栓变薄等。

3.AAA慢性破裂的CT征象

主动脉旁规则光滑的低密度血肿形成，当瘤体壁无钙化时血肿常与瘤体内附壁血栓不可分，位于腹膜后累及同侧腰大肌。皱褶主动脉征：AAA瘤体后壁失去正常张力及弧度，紧贴并粘连于后方椎体的前缘，提示AAA瘤体壁功能不全并且有微泄漏，即使没有血肿形成也可诊断。邻近的椎体前缘可被侵蚀变平直甚至局限性缺失。

（三）超声心动图

二维超声重点观察病变处动脉管壁的连续性，瘤体的位置、大小及有无附壁血栓形成，测量并记录腹主动脉扩张最明显处横切面直径及上下径，对比计算AAA年增长量。扩张的AAA多呈梭形或纺锤形，病变段内膜不光滑，管壁常可见大小不等的高回声斑块，部分后伴声影。彩色和频谱多普勒可观察血流情况，在扩张的瘤腔内可见红蓝相间的血流信号。腹主动脉的主要分支是否受累也可观察。

腹主动脉瘤管腔呈梭形、囊状或圆柱状扩张，除了动脉管径增宽以外，还可出现长度增加，囊腔多向左侧偏移，很少偏向右侧。当附壁血栓形成，血栓呈同心圆或偏心性层状分布于扩张的腹主动脉壁上，在二维显示低或中等回声，血栓的层状结构可以被显示或者显示不清。超声还可检测合并的管壁及瘤腔内病变，如附壁血栓或斑块。而且多普勒超声还可以提供瘤腔内血流的信息。

（四）MRI

快速自旋回波的T_1和T_2加权成像序列主要用于形态学诊断，主动脉的瘤样扩张及其瘤腔内的附壁血栓等均能显示，还可测量扩张管腔的直径。三维增强磁共振血管成像能准确显示病变的部位、大小、形态及邻近分支血管受累等情况，还可鉴别慢血流和血栓，对指导治疗和判断预后具有重要价值。

三、腔内修复治疗

（一）术前评估

1.术前影像学检查

术前通过血管形态的影像学检查评估，可判断患者是否适合行支架型人工血管腔内修复术，并通过对重要解剖结构的测量以选择合适的支架型人工血管尺寸型号。检查主要包括CT和血管造影，各有其优、缺点。螺旋CT检查可准确显示横断面的解剖结构，但冠状面上主髂动脉的长度测定存在误差。血管造影中标记导管的使用，在测定主髂动脉及瘤颈长度方面具有更高的准确度，同时还可评估瘤颈、动脉瘤及髂动脉的扭曲程度，了解腔内治疗的入路情况。但是动脉瘤腔内附壁血栓或动脉粥样硬化斑块，可对血管造影术中瘤颈或髂动脉直径测量产生干扰。多数患者在腔内修复术前通过螺旋CT检查，已可获得足够信息以判断患者是否适合行腔内治疗，三维重建和曲线直线化技术可进一步帮助医师选择合适的支架尺寸和型号。只在少数情况下需要血管造影辅助瘤颈直径和主髂动脉长度的测定。

2.解剖学标准

腹主动脉瘤腔内修复术的解剖学适应证包括以下3个方面。

（1）动脉瘤近远端充足的锚定区。

（2）合适的动脉入路。

（3）瘤体与主动脉之间的角度。

3.近远端锚定区的评估

为支架型人工血管锚定的需要，动脉瘤近远端需要充足的正常血管段作为锚定区。通常认为近端和远端锚定区长度至少为15mm。随着支架设计的进步，近段锚定区长度可放宽至10mm。近段瘤颈直径应为14~32mm，同时注意近段瘤颈的扭曲钙化、附壁血栓等情况。近半数腹主动脉瘤患者因瘤颈解剖形态不佳，而不适合行腔内修复术。对于髂动脉也存在瘤样扩张的患者，可选择髂外动脉作为远端锚定区。但是一侧髂内动脉被支架型人工血管覆盖后，尽可能保留对侧髂内动脉，保证盆腔脏器及臀肌血供。必要时手术重建髂内动脉。新型的髂动脉分叉型支架型人工血管设计（iliac branched device，IBD），在髂动脉瘤腔内修复术的同时，可保留髂内动脉血供。随着分支支架和平行支架技术的应用和推广，部分肾周型腹主动脉瘤也可通过腔内技术修复。

4.入路动脉的评估

腔内修复术前需要了解髂股动脉直径、扭曲以及狭窄钙化程度，髂动脉扭曲成角影响支架输送系统的导入。虽然术中可通过放置超硬导丝纠正，但是术后支架内闭塞及血栓形成的发生率增加。髂股动脉的狭窄钙化常造成输送系统导入失败，暴力操作时可导致血管内膜剥脱、血管夹层甚至动脉破裂等严重后果。

此时处理的对策包括：①采用输送系统进行预扩张；②利用球囊导管依次扩张。如上述方法仍不能纠正，而对髂动脉条件较好时，可选择从对侧髂动脉导入主单侧髂动脉型（aortauniiliac，AUI）支架型人工血管。

5.主动脉分支血管的评估

腔内修复术中覆盖主动脉分支血管（如肠系膜下动脉和腰动脉等），虽然腹主动脉瘤患者肠系膜下动脉多已闭塞，同时肠系膜上下动脉之间往往存在充分的侧支循环代偿（如Riolan弓）。因此，肠缺血坏死的发生率不高，但是术前通畅的分支血管会成为腔内修复术后Ⅱ型内漏的重要原因，因此术前评估仍具有重要意义。少量Ⅱ型内漏可在随访中消失，持续存在且导致动脉瘤体不断增大的Ⅱ型内漏可通过再次腔内栓塞治疗。

6.支架型人工血管的选择

目前支架型人工血管主要有直型、分叉型和主单侧髂动脉型，其中分叉型支架是目前应用最多的类型。直型支架目前已较少使用，由于支架锚定区位于腹主动脉分叉以上，远端锚定区有限（尤其对于梭形腹主动脉瘤），远期瘤体还可能进一步增大累及分叉，从而导致远端内漏和手术失败。因此直型支架仅适用于囊状动脉瘤或局限性假性动脉瘤（如吻合口假性动脉瘤）。AUI支架适用于腹主动脉分叉较小（<18mm）或一侧髂动脉狭窄闭塞的患者，对于破裂腹主动脉瘤患者的急诊手术治疗也较为合适，可达到迅速控制出血并稳定患者血流动力学状态的目的。

（二）腹主动脉瘤血管腔内支架修复术（EVAR）（各不同类型血管腔内支架的操作细节可能不同）

（1）双侧股总动脉预置两把proglide血管缝合器或动脉切开。

（2）选择单弯导管及导丝，经由股动脉前进到升主动脉，以确保通行无阻。

（3）超硬导丝替换软导丝，到升主动脉以便送入支架血管。

（4）对侧股动脉送入带有标记猪尾导管，其标记放在较低的肾动脉处（右肾动脉常较低，但因人而异，须仔细衡量），以便确认支架血管长度。以适当速度（如15mL/s）注射适量（如20mL）显影剂进行血管造影，确认肾动脉、主动脉分叉及髂动脉分叉位置。

（5）血管腔内支架血管主体经由超硬导丝送到肾动脉上方处。

（6）猪尾导管内再次血管造影，确认并标记肾动脉位置、主动脉分叉。

（7）对侧股动脉内猪尾导管回拉至主体下缘后，将支架血管主动脉释放系统的导管鞘往回撤，开启主体至对侧髂支开放，释放近端定位支架。

（8）猪尾导管交换适合的导管及导丝超选入支架血管对侧髂支后并确认。

（9）交换硬导丝置入导管内，送入降主动脉，以便推送髂动脉下肢支架血管。

（10）主体对侧鞘内手推血管造影，确认髂动脉下肢支架血管适合置放位置和长度。

（11）经由硬导丝送入髂支到支架血管主体内使其接合，并将其近远端置放在合适位置。

（12）将髂动脉下肢支架血管置放系统的导管鞘往回撤，开启髂支血管。

（13）释放血管腔内支架血管主体同侧肢体血管。

（14）将支架血管主体内头端推送鞘与其顶端接和再行撤回（依据不同产品有所不同）。

（15）主体侧置入导管进行手推造影，确认同侧髂支血管适合置放位置和长度。

（16）送入主体侧髂支架血管后，开启髂动脉下肢支架血管。

（17）撤回同侧髂动脉下肢支架血管内定位器。

（18）送入顺应性球囊导管，膨胀各结合点，使其密合。

（19）撤回球囊导管。

（20）送入猪尾导管，将其远端置于肾动脉上方，进行血管摄影，确认肾动脉通畅且无内漏。

（21）移除导管鞘、导管、导丝后缝闭血管。

第四节　动脉导管未闭

一、动脉导管的局部解剖及应用解剖

（1）左迷走神经在颈部走行于左膈神经的前外侧，进入胸腔后左迷走神经向后、位于左膈神经的后侧，走行于左锁骨下动脉及左颈总动脉之间并向下，于主动脉下缘水平发出喉返神经，喉返神经自前下向后绕行动脉导管、上返至颈部；处理动脉导管时勿损伤左侧喉返神经。

（2）动脉导管起自左肺动脉起源的上部，与主动脉弓平行走行，进入左锁骨下动脉起源对侧的主动脉壁。

①动脉导管发自左肺动脉起源的上部后随即穿出心包，或者说动脉导管近端的前面常被一心包片覆盖，这一点在手术中尤为重要。

②动脉导管的后壁比较脆弱，在游离及结扎处理时极易撕裂出血，尤其对年龄大者更是如此。

二、影像学表现

（一）超声心动图表现

1.二维超声心动图

心底短轴切面和胸骨上窝主动脉弓长轴切面，于左肺动脉的起始部与降主动脉之间有异常通道交通。根据异常通道的形态可分为漏斗型、管型和窗型。其他表现有左心室增大，室间隔活动增强。肺动脉明显增宽，且搏动增强。合并肺动脉高压时，右心室扩大，右心室壁增厚。

2.M型超声心动图

心室波群M型超声显示左心增大，室间隔活动增强。

3.多普勒超声心动图

可探到异常血流从降主动脉经异常导管进入主肺动脉分叉处或左肺动脉起始部。连续多普勒于肺动脉内可探及连续性左向右分流信号，形态呈"锯齿形"连续高速频谱。出现肺动脉高压时，可见右向左分流信号。

4.声学造影

声学造影对肺动脉高压的判断有重要意义。主动脉压大于肺动脉压时，部分患者在二维切面上，由肺动脉分叉处沿主动脉外侧壁可见细长负性造影区，与彩色多普勒分流束相对应。当出现肺动脉压高于主动脉压后，在降主动脉内可见充盈的造影剂，左心房及左心室内无造影剂。

（二）X线表现

可显示肺血增多、肺动脉段突出、左心室和右心室增大、主动脉结突出或增宽。值得注意的是分流量小的细小动脉导管未闭，心肺可无明显异常改变，分流量较大时可发生肺动脉高压，X线可见肺动脉增粗，主动脉弓部呈漏斗状膨出，下方降主动脉开始处骤然内缩（"漏斗征"），为本病的典型X线表现（图1-2）。

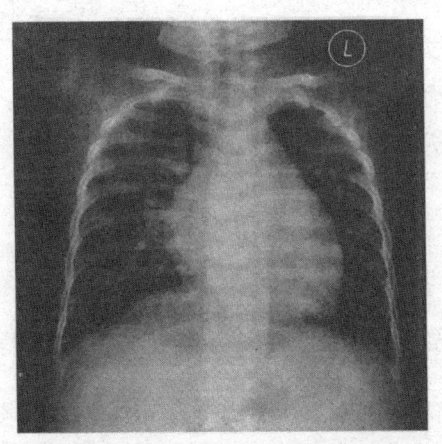

图1-2 动脉导管未闭胸部X线表现

注：女性，11月龄，胸部X线片示肺血增多、肺动脉段略突出、左心室和右心室增大、主动脉结突出。

（三）CT表现

1. 直接征象

降主动脉与肺动脉间可见动脉导管显影和相通。CT可分析动脉导管的类型、直径及长度。矢状位是显示导管的最佳体位。

2. 间接征象

左心增大，肺动脉扩张。常合并室间隔缺损、主动脉缩窄、离断等。

除了观察动脉导管未闭，CT图像的视野很大，还需要观察患者有无合并其他复杂的心内、心外畸形，如主动脉弓发育不良与缩窄褶曲、主动脉瓣（是否二瓣化）和瓣上狭窄、冠状动脉发育情况、肺静脉发育畸形、双肺异常等。

（四）心脏磁共振（CMR）

横轴位、冠状位和矢状位自旋回波序列，均可显示位于主动脉弓降部的未闭动脉导管，表现为降主动脉上段内下壁连续性中断，与主肺动脉或左肺动脉近段之间有管状低或无信号相连。电影序列上可见降主动脉和肺动脉间可见异常连接的高速血流信号。沿主动脉长轴的斜矢状位是显示动脉导管的最佳位置，对比增强的MRA（CE-MRA）能够更准确和清楚地显示动脉导管未闭。

（五）心导管和心血管造影

选用标准左侧位投照，行主动脉弓降部造影，可见主动脉显影的同时，肺动脉也显影，还可显出动脉导管和主动脉弓局部漏斗状膨出。心导管检查可以测量肺动脉压力，血氧分析可显示肺动脉血氧含量高于右心室，间接提示肺动脉水平由左向右分流。

三、手术治疗

（一）非体外循环下动脉导管结扎手术操作流程

全麻成功后，取右侧卧位，经左侧第4肋间胸外侧切口入胸，抵达动脉导管位置，游离动脉导管全周并套线，嘱麻醉师控制性降压至80mmHg，逐渐用力结扎套线至动脉导管完全闭合，彻底止血，冲洗胸腔，放置胸腔闭式引流管，手术结束。

儿童侧支循环不丰富者可采取经胸膜外处理动脉导管，方便快捷，因胸壁肌肉吸收能力强，通常不会引起胸膜外积血或积液，彻底止血后不放置胸腔闭式引流管。

（二）复杂动脉导管未闭手术关键点

（1）对于动脉导管后壁黏连重、游离风险大、年龄大的患者，可采取结扎线顺序经过动脉导管上缘–主动脉弓内后外–主动脉弓外后内–导管下缘–结扎导管，即经主动脉弓回转绕动脉导管的结扎方法。

（2）动脉导管脆弱易于破裂，不能直接钳夹和牵拉。①一旦出现动脉导管破裂大出血，迅即用手指压迫即可以止血，处理撕断的导管；②如不奏效，可阻断导管上下端的主动脉，在无血的术野处理撕裂的导管；③如仍不奏效，可于左膈神经前方纵行切开心包，在心包内临时阻断左肺动脉，即可妥善处理撕裂的导管。

（三）婴儿及新生儿动脉导管未闭手术关键点

婴儿及新生儿动脉导管未闭，其动脉导管直径往往比主动脉弓大很多，而主动脉弓则发育不良，

（1）如术中意外结扎主动脉弓，则左侧臂监测血压会减低或消失。故结扎或切断动脉导管前可试行阻断导管，如出现低血压、心动过缓，说明不耐受动脉导管阻断或伴随复杂的先天性畸形。

（2）如用金属钛夹夹闭动脉导管宜远离主动脉壁，以免造成切割或磨损主动脉壁，造成主动脉壁即刻或延迟出血，在早产儿闭合动脉导管手术中尤为注意。

（3）闭合动脉导管也不要太靠近左肺动脉，以免发生肺动脉狭窄。

（四）瘤样改变及钙化的动脉导管手术关键点

（1）动脉导管呈动脉瘤样改变或形成钙化，可采用左后外侧切口或正中劈胸切口，切断动脉导管并用不可吸收缝线缝合。

（2）需要心包内阻断左肺动脉，同时阻断动脉导管远近端的主动脉，并于阻断期间纵行切开主动脉壁，用合适大小的补片连接缝合或间断褥式缝合于主动

脉内壁的动脉导管开口处，以关闭主动脉-肺动脉分流。

（3）还可选择更安全的措施，在体外循环直视下闭合动脉导管。

（五）体外循环下动脉导管结扎手术

1.手术操作流程

全麻成功后，取平卧位，经正中劈胸骨切口入胸，寻及动脉导管并套线标记；常规升主动脉-腔房管插管建立体外循环，肝素化并夹闭动脉导管后开始体外循环转机，全身降温，低流量下切开主肺动脉，修补动脉导管于肺动脉端的开口，恢复流量，缝合肺动脉切口及心包，彻底止血，逐层关胸，手术结束。

2.体外循环下处理动脉导管的关键点

（1）需要在体外循环结扎、修补动脉导管的患者（如成人），可行正中劈胸切口。

（2）在开始体外循环之前务必先找到动脉导管。小儿动脉导管手术也可采取正中开胸，游离动脉导管并夹闭后开始体外循环。

（3）一旦开始体外循环转机、降温时必须用手指压住主肺动脉远端，以阻断动脉导管血流，全身降温5~10分钟，在极低灌注的低流量期间结扎动脉导管。

（4）如不适合结扎，可采取头低脚高位，再纵行切开主肺动脉，保持主动脉内有一定的流量以避免气栓发生。

以Foley球囊导管阻断动脉导管的主动脉侧开口，并以补片修补动脉导管的肺动脉侧开口；恢复全流量后关闭主肺动脉切口，如此可避免肺充血或灌注肺及体循环低血压。

第二章　胸外科疾病

第一节　胸部影像检查技术

在过去的30年里，X线检查、CT、MRI、超声和核素检查越来越多地应用于呼吸系统疾病的诊断。因此，要求从事胸部影像诊断的医生除了掌握各种疾病的影像学表现外，还需要了解各种影像技术的适用范围、诊断能力、应用价值以及前沿进展，以便于更为合理地选择和综合使用各种影像手段。

一、X线检查

X线检查对早期病变的筛查、诊断与随访方面有重要价值。尤其数字X线摄影（digital radiography，DR）的广泛使用，提高了X线胸片的清晰度，提高胸部病变的显示能力。对于气胸胸腔积液及肋骨骨折可作出定性诊断。

（一）数字X线摄影（digital radiography，DR）

X线检查经历了增感屏-胶片系统成像方式后，迎来了数字化时代。DR降低了受试者所接受X线照射量的同时，增加了后处理功能，图像的清晰度和对比度大大提高，均优于传统的X线胸片。然而，DR所获得图像仍然是重叠图像，对于胸部一些隐蔽部位，如纵隔旁、心后、后肋膈角等部位的病变诊断仍然存在盲区，所以，针对这些部位的病变需要进一步的CT检查。

对于胸部X线发现的病灶，进一步明确病变性质时，常常需要观察其内部特点、外缘情况，甚至血供特性，此时，CT的检查也是必要的。

（二）数字合成X线断层成像技术

数字合成X线断层成像技术（digital tomosynthesis，DTS），是常规X线检查的提高和延伸。其原理是在X线穿行轨迹中允许任意数量的目的层，X线球管在移动的位置上多角度的连续投照，球管与探测器做平行于患者的同步方向运动，一系列的投影图像被快速的采集，使用像素偏移、叠加或滤波反投影的程序完成图像重建，任何设定高度的断层图像均可被重建出来。从原理得知，想要使不同深度的物体被分离开，就必须进行大角度投照。消除重叠结构的混淆，从而提高病变的诊断效能。

与DR相比，DTS为数字断层图像，它克服了组织结构的重叠，提高了病变的检出率；可使细微结构分离，尤其对肺结节检出、肺间质纤维化的发现和显示，提高了病变的特异性。此外，DTS通过多角度曝光、相邻数字信号位移叠加，实现智能全景拼接成像，为脊柱侧弯、骨骼矫形患者提供影像扫描方案。

与CT相比，DTS操作空间更为宽广，可实现功能位的断层图像；无金属伪影问题，金属植入物对DTS成像无影响。然而，由于X线的椎体光束效应，层面中所覆盖的解剖结构随着其探测器的距离的增加而减少。DTS与CT比较密度分辨率相对较低，仅适用于自然对比较好的部位，且DTS图像由于受到成像时摆动角度的限制，重建的图像层厚较大，因此，DTS图形数据不能做三维重建。

二、CT检查

（一）概述

胸部CT也是一种X线成像技术，与X线不同，CT成像是一种模拟图像，像素的密度可以通过测量CT值量化反映。与普通X线比较，CT检查在病变的定性与定量诊断都具有更大的优势。主要应用于以下方面：

（1）肺实质性病变，包括：肺结节和肿块、肺内渗出和实变性病变、肺不张、肺气肿、各种类型的肺内空腔性病变的诊断、评价与随访。

（2）肺间质性病变的诊断、评价与随访。

（3）支气管病变的诊断、评价与随访。

（4）肺血管病变诊断、评价与随访。

（5）纵隔与淋巴结病变的诊断、评价与随访。

（6）胸膜腔病变的诊断、评价与随访。

（7）胸壁与胸廓骨病变的诊断、评价与随访。

（二）普通扫描

用于病变的发现和细节征象的显示。平扫能够满足基本的诊断需求。

（三）高分辨扫描

高分辨CT扫描（high resolution computer tomography，HRCT）技术为薄层扫描及高分辨算法重建图像的检查技术。主要用于显示病灶的细微结构。对弥漫性肺间质病变及支气管扩张的诊断具有重要作用。主要应用如下：

（1）周围性肺癌的早期诊断，HRCT能够早期发现磨玻璃病变，并识别其中的实性成分，对病灶的发现和随访具有重要价值。

（2）对于疑难性肺疾病的定性评估，HRCT能够清晰显示病灶本身以及病灶周围的影像学信息，为病灶的定性诊断提供更多参考。

（3）对于感染性病变的判断，HRCT能够区分感染性病变与肺感染性病变，进一步提示感染性病变的类型并提供有意义的参考。

（4）间质性肺疾病，HRCT能够为间质性疾病提供分型及进展程度的评估，当间质性肺疾病合并感染时，HRCT能够为治疗方式的选择提供一定的方向支持。

（四）增强扫描技术

1.普通增强扫描

在平扫基础上通过静脉快速注射对比剂进行扫描，主要用于鉴别血管性或非血管性病变；了解病变的血供情况；观察病变内血管走行，协助良、恶性病变的鉴别诊断；明确纵隔病变与心脏大血管的关系。除此之外，对于经皮肺活检患者，术前使用增强扫描对于排除血管性病变，了解病灶内血管穿行情况，制订穿刺计划，避免术后出血都有一定价值。

2.动态增强与CT灌注成像

注射对比剂后对感兴趣区行多时间点扫描，以了解对比剂浓度的变化即为动态增强。能够明确肺内病变的血供特点或鉴别血管性病变，获得增强模式、增强峰值以及动态增强曲线等信息。曲线中以CT值的变化来反映组织中碘聚集量随时间的变化情况。CT灌注成像在静脉快速团注对比剂后，对感兴趣区连续进行快速CT扫描，通过特定的算法获得肺组织或肺病变的血流量、血容积、平均通过时间、毛细血管积分、对比剂廓清率及增强斜率等信息可有效地反映肺组织或病变的血流灌注功能信息。

3.CT血管成像（CT angiography，CTA）

CTA技术具有安全、无创的特点，能够从不同方位显示血管结构。不仅可用于血管本身疾病的检查，还可以用于显示其他疾病引起的血管改变。目前肺动脉CTA是诊断肺栓塞的重要手段，但对于肺动脉远端细小分支的栓塞诊断敏感性较低。除此之外，CTA还可用于评价肺癌对肺血管的侵犯情况。

（五）CT后处理技术

对螺旋CT与多层CT获得的容积扫描数据进行多种图像后处理重建克服了单纯横断面图像的缺点，可以从任意角度观察感兴趣区的形态和毗邻关系。常用的方法包括多平面重建（MPR）及曲面重建（CPR）、最大或最小密度投影（MIP或MinP）、表面遮盖（SSD）和容积再现（VR）。

（1）多平面重建可以从任意角度观察感兴趣区的形态与毗邻关系，克服了单一断层图像对病变定位困难的缺陷。

（2）曲面重建是将不在一个层面内的结构经过变性构建在一个平面内，用于展现弯曲结构的全貌。

（3）最大密度投影（MIP）强调显示高密度结构，如强化的血管、钙化和骨骼，而最小密度投影主要显示低密度结构，如肺气肿区域。

（4）容积再现技术（VR）利用选取层面容积数据的所有体素，通过计算机各个层面不同密度的体素分类，重建出含有空间结构和密度信息的三维立体图像。

（5）仿真内镜技术（CTVE）是对容积数据进行重建获得的三维图像，可以使气道腔内结构显示成为可能。CTVE能显示气管支气管表面的图像，并利用计算机的模拟导航技术进行腔内透视，实时回放。

（六）双能量CT

双能量CT的概念、理论、构想在CT发明之初便被提出，但由于硬件、软件的种种限制，它一直停滞在实验室研究阶段。为尽可能实现双能量CT解析所需的"三同"（即同时、同源、同向），序列扫描成像技术、双球管双能量成像技术、双层探测器技术、光子计数技术和单源瞬时kVp切换技术等相继出现并逐渐应用于临床。与常规混合能量CT比较，其显著的优势在于1次扫描能得到基物质图像、单能量千电子伏（kilo electron volts，keV）图像、能谱曲线、有效原子序数等多个有用参数。

它除了延续传统计算机断层CT图像的优点以外，同时，在不增加辐射剂量的前提下可以提取更多与诊断相关的参数，利用这些信息可以选择性生成单能量图像和物质分离图像，可有效识别和量化在病理生理过程中出现的异常物质成分及造影剂信息，如区分脂性成分、铁、钙、碘等。通过优化单能量成像，使CT图像的显示和质量更便于临床诊断信息的提取。现阶段能量CT在胸部检查中的技术应用主要表现以下几点。

（1）肺动脉双能量CT成像：单能量图像可以改善细小血管的显示，并通过物质分离技术，依靠碘分布来检测肺内血流灌注状态。

（2）肺癌双能量CT成像：能谱曲线及基物质图像有助于肿瘤的定性诊断及鉴别诊断，单能量图像和基物质图像（碘基图）有助于肿瘤的疗效评估和预测。

（3）双能量CT肺通气成像：利用氙气作为对比剂吸入后进行双能量CT成像可用于评价慢性阻塞性肺疾病（chronic obstructive pulmonary disease，COPD）支气管闭锁及哮喘的肺通气功能。双能量CT在胸部疾病具体临床应用主要包括以下几个方面：

1.肺及纵隔占位性病变

双能量CT应用于肿瘤性病变的诊断并不只是单纯应用其单能量成像或能谱分析，而是综合应用其各种功能。

（1）单能量图像可得到不同keV条件下的准确CT值，最佳单能量有利于病变的清晰显示。

（2）单能量成像可以避免对比剂硬化伪影和容积效应造成的遗漏和误诊小病灶，从而提高小病灶和多发病灶的检出率。

（3）能谱CT技术能够根据X线在物质中的衰减系数转变为相应的图像，有利于鉴别特异性的组织。通过对各种病变的CT能谱分析图（散点图、直方图）及能谱曲线对比分析，可以发现一些规律性的特征，对于肿瘤定位、定性和分期方面会起到很好的指导作用。

（4）碘/水基物质含量图可定量测量不同组织的碘含量，有利于诊断中央型肺癌与肺不张关系、纵隔病变与肺结节性质分析、实体肿瘤放化疗效果评价、胸水性质鉴别。

（5）利用MARS技术消除放射性粒子植入术后在CT图像上产生的金属伪影，利于术后疗效的评估。目前肿瘤放化疗评价主要依据实体肿瘤治疗反应评价标准（response evaluation criteria in solid tumor，RECIST）来判断，单纯使用肿瘤大小进行评价，对于疗效的评估有很大的局限性。而双能量CT通过多参数成像可以对病灶中碘含量进行定量测量，反映肿瘤血供情况，为肿瘤的疗效评估提供定量指标。

2.肺栓塞

目前，CT下肺动脉造影检查（CTPA）被认为是急性肺栓塞的标准检查方式。但常规CTPA仅能提供肺血管的形态学信息，而无法评估栓子造成的肺血流灌注影响。双能量CTPA可以提供血管形态和肺灌注的双重信息，从而提高栓子检出率，全面评价栓子对血流灌注的影响，为患者的治疗、风险评估、预后评价提供全面指导。

（1）单能量图像能够增加栓子的检出率。单能量CT可以获得40～140keV之间不同X线能量的单能量图像，从而根据临床诊断的不同需要选取最理想的单能量图像。低keV图像可以增加血管与栓子之间的对比，有利于显示微小的栓子，且可以清楚地显示各级动脉，然而会增加图像噪声，而增加栓子的假阳性率；高keV图像可以有效减轻或去除硬化伪影，能够降低假阳性栓子的检出，然而栓子与周围血管的对比也降低，可能影响栓子的检查。有研究表明，65keV图像噪声最低，图像质量最高，以及最高的对比噪声比（contrast-to-noise ratio，CNR）。马光明等使用计算机辅助检测技术联合单能量图像检测肺栓塞，结果发现使用60～65keV单能量图像联合计算机辅助诊断能够获得最高的敏感性和最低的假阳性率。

（2）双能量CT灌注成像可以在较高空间分辨率的情况下得到对比剂在肺实

质的分布情况，并且不会增加额外的辐射剂量。双能量CT的碘基图通过反映肺实质内碘含量的差异，反映肺灌注信息。因此，双能量CT通过提供肺动脉内栓子的解剖信息和由栓子阻塞肺动脉引起的肺灌注缺损的功能信息，可以提高肺栓塞的诊断敏感度，特别是对外周性肺栓塞的诊断准确性明显高于常规CTPA。

（七）低剂量CT与迭代重建技术

辐射剂量自CT发明伊始就是设备厂商、放射医生、卫生行业管理及监督机构无法回避的问题，业已成为医源性辐射最主要的剂量来源，限制了CT更广泛的应用。胸部低剂量CT（low-dose CT，LDCT）具有以下优点：

（1）降低受检者的X射线辐射剂量，消除部分患者对放射线的恐惧心理，适用于人群普查和肺癌高危人群的筛查以及孕妇、儿童的肺部检查。

（2）LDCT肺部扫描虽然图像噪声稍有增加，但通过迭代重建（iterative reconstruction，IR）所获得的影像信息及图像质量完全可以满足诊断要求。

（3）降低X线管的损耗，延长球管使用的曝光次数及寿命，节约运行成本。因此，如何降低CT检查的辐射剂量已成为业界的研究热点。

实际上，实现CT低剂量是一项综合性的系统工程，近年来，低剂量胸部CT检查受到重视并逐渐普及，这种通过优化扫描参数，改变管电流或螺距等来减小辐射剂量的方式可适用于健康体检及肺癌筛查，但低剂量CT势必会影响到图像质量，当前广泛应用的滤波反投影技术（filtered back projection，FBP）在X线投影数据采集不足的时候，噪声会增多，重建的CT图像质量就可能无法满足临床诊断需求。因此，IR技术应运而生，与FBP相比，这种通过在多次迭代修正中提高CT图像质量、降低噪声和伪影的方法能够在较低的辐射条件下获得噪声较小的高质量图像，在降低X线辐射损伤方面有明显而独特的优势。

以IR技术为代表的各种图像降噪重建算法逐渐应用于临床，这为ALARA原则（保持足以满足诊断需要的较好的图像质量的同时，最大限度地降低辐射剂量）提供进一步降低辐射剂量潜能。除此之外，双能量CT的最佳单能量技术能够提供较混合能量成像更优化的图像质量，从另一个角度上讲，这一技术为辐射剂量降低同时保证图像质量提供了技术的可行性。

三、MRI检查

（一）概述

磁共振在呼吸系统疾病中的应用能够在无电离辐射的情况下发现肺部结构和功能的改变。然而磁共振的成像基础决定了其在肺部疾病应用中的挑战。

（1）肺内低密度组织仅包含相对较少的质子信号生成。

（2）多个空气-组织界面导致与信号的快速衰减直接相关的实质性的敏感性伪影。

（3）呼吸运动、心血管搏动造成的伪影，或因此需要加入门控技术延迟扫描时间。

然而，过去10年内，磁共振扫描硬件和序列设计取得了很大进步，使得磁共振在肺部疾病中的应用越来越广泛。磁共振能够为肺实质、肺血流灌注和肺通气改变提供形态和功能的信息。

目前，MRI在一些儿科疾病已经推荐作为肺部扫描的一线使用，例如肺动静脉畸形、肺隔离症、肺动脉发育不良、部分或全部肺静脉回流异常、永存左上腔静脉、支气管肺发育不良、囊性肺纤维化（CF）漏斗胸等。除此之外，对于成人非小细胞肺癌患者MRI可作为CT检查后的后续补充，用来判断肿瘤对膈肌、纵隔和胸壁的浸润情况和远处转移情况。而在其他肺疾病中，MRI可作为二线应用的影像学手段，例如对碘或辐射暴露有禁忌者。

（二）临床应用

1.肺肿瘤

MDCT是肺结节与肿块的检测、形态显示及肿瘤的分期的一线影像手段。尤其是肿瘤手术前的TNM分期的判断，影像学更需要提供确切的证据。正电子发射计算机断层显像（PET-CT）推荐作为肿瘤术前评估的重要手段。而近年来胸部MRI及全身PET的使用也推荐成为MDCT的补充方案，而避免放射学核素的反复暴露。

对于肺结节的检出，有研究者也先后报道了常用于肺结节检出的理想序列：包括T_2加权快速自旋回波序列，T_2加权半傅立叶单次激发自旋回波（HASTE）序列、T_1加权屏气的三维梯度回波序列（GRE）和超短回波时间（UTE）成像序列等。

MRI对于肺结节检出的阈值为：直径≥8mm的肺实性结节的检出率可接近100%，对于直接介于5~8mm的实性结节检出率为60%~90%。而对于磨玻璃结节的检出率尚没有统一定论。也有研究者以CT作为参照标准，比较了几种序列联合（T2-TSE，T2-SPIR，T2-STIR，T2-HASTE，T1-VIBE，T1-out-of-phase）对肺结节的检出率，结果发现，多序列联合较单一序列对肺结节检出的敏感性更高（根据结节直径区分具体表现为4mm结为57.1%，4~6mm结节为75%，6~8mm结节为87.5%，直径大于8mm结节为100%）。而在其中以三维容积式内插值法屏气检查（T1-VIBE）检出率最高。然而，这些序列都是屏气条件下进行的。

随着K空间填充技术的扫描方式的改变，采用放射状的K空间填充技术的自由呼吸的3D脂肪抑制的T_1加权梯度回波序列（Radial VIBE）也被报道能够在自由呼吸情况下采集高分辨图像，特别适用于容易受呼吸运动影响的器官（图2-1）。有研究报道，以CT作为参照标准，Radial VIBE与屏气的T1-VIBE比较，对实性结节检出率显著提高，对直径大于6mm的实性结节检出率可达100%。4~6mm结节为93.1%，直径小于4mm结节检出率为86.5%。

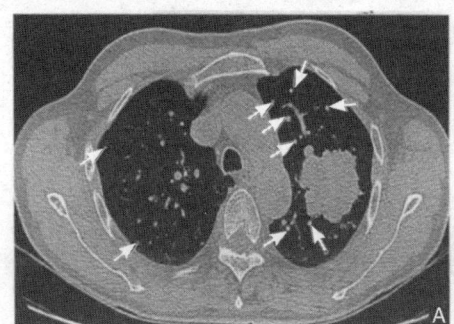

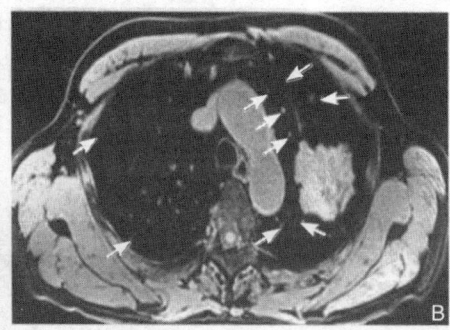

图2-1 肺腺癌伴肺内多发转移

注：男性，65岁，与MDCT（A）相比，自由呼吸的RadialVIBE（B）能够显示肿块的形态特征，对肺内多发结节的细微结构（箭头所示）有清晰的显示。

不仅如此，Radial VIBE对肺结节的内部及外部征象也有较好的显示。除此之外，UTE也被报道对不仅是肺实性结节，以及磨玻璃结节的检出和征象显示有良好表现。然而，对于胸膜下、心影旁容易受到呼吸运动及心血管搏动影响的部位结节的漏检问题，仍然是需要解决的问题。

除此之外，磁共振扩散加权成像能够提供更多肺结节的功能信息，有助于肺癌肿块与阻塞性肺不张的鉴别。此外，通过测量ADC值对肺结节的良恶性判断、治疗效果检测有一定的作用。党珊等报道，通过联合磁共振Ra-dial VIBE序列和DWI序列与单独使用CT比较，能够提高良恶性鉴别的诊断效能和特异性。

2.肺部感染

肺内感染常伴有肺实质内水含量的增加，因此即使少量的渗出在T2加权图像上都可以有信号的异常。在肺部感染发生时，肺实质内的病理改变还会形成明显的信号对比，以区分渗出实变和脓肿的形成。

近来研究表明，磁共振技术能够作为儿科肺炎以及并发症的评估，与CT比较，MRI能够发现儿童肺炎的磨玻璃影、实变影、坏死、脓肿、胸腔积液及淋巴结肿大均有良好的显示。且由于CT电离辐射的特点，MRI可以作为替代CT的儿科肺炎的评估办法。

三维容积内插屏气检查（three dimensional volumetric interpolated breath-hold examination，3D-VIBE）可以准确评估病变的范围和形态特点，T_2加权半傅立叶捕获单次快速自旋回波序列（T2-weighted half-fourier acquisition single-shot turbo spin echo，T2-weighted fast spin echo with rotating phase encoding）能够评估病变的病理改变。且自由呼吸的VIBE序列（free-breathing radial 3D fat-suppressed T1-weighted gradient echo），解决了儿科患者屏气困难的问题，且对病变的形态有清楚的显示。

3.肺血栓栓塞

MR肺血管造影技术应用3D gadolinium增强，对肺栓塞诊断有很高的价值。MR-PA检查可以分别对肺血管及下肢静脉进行观察，通过"一站式"检查，避免患者的电离辐射及含碘对比剂的注射。注射对比剂后，可以发现血管内的栓子之外，还能够获得肺灌注情况。通过灌注成像可以显示肺栓塞形成肺实质的低灌注区，为肺栓塞的诊断提供间接征象。除此之外，MRI可以对急性肺栓塞患者进行短期随访。

第二节　慢性脓胸

慢性脓胸是胸外科常见的难治之症。慢性脓胸的常见原因包括急性脓胸治疗不及时或治疗不当，如早期应用抗生素不当或急性脓胸引流不彻底，如引流管太细、位置过高、放置过深或过浅或扭曲，以致引流不畅，脓液残留，逐渐转为慢性脓胸；特异性的病原体感染如结核性脓胸、真菌性脓胸、放线菌感染等慢性炎症引起慢性脓胸；脓腔内有异物存留，如弹片、死骨、棉球、引流管残端等，使胸膜腔内感染难以控制；手术后脓胸如并发支气管胸膜瘘、食管吻合口瘘和放疗后的支气管胸膜瘘、食管支气管瘘以及慢性肺部感染性疾病合并支气管胸膜瘘等；邻近器官感染病灶，如肝脓肿、膈下脓肿、肋骨骨髓炎等反复波及胸腔，致使脓腔不能闭合。

一、临床表现

慢性脓胸由于长期感染和慢性消耗，患者有低热、乏力、食欲减退、消瘦、营养不良、贫血、低蛋白血症等全身中毒症状和气促、咳嗽、咳脓痰等症状；体征有胸廓内陷、肋间隙变窄、呼吸力度下降或消失、纵隔向患侧移位、脊柱侧弯、杵状指（趾），叩诊呈实音，听诊呼吸音减弱或消失。

普通胸部X线可见胸膜增厚，肋间隙变窄，呈一片密度增高的磨玻璃样模糊阴影。膈肌升高，纵隔向患侧移位，脊柱侧弯。高电压胸部X线可见增厚的胸膜、脓腔的形态和位置、肺受压萎陷。若有液平面提示有支气管胸膜瘘。有胸壁窦道或胸腔引流管时，可注入碘油或泛影葡胺造影剂，摄正位、侧位胸部X线，以明确脓腔的部位、大小、有无支气管胸膜瘘。CT扫描应作为常规检查，进一步明确脓腔部位、大小、肺萎陷情况、纤维板厚度，特别对少数多年慢性脓胸患者的广泛钙化性骨性纤维板，能清楚地显示胸廓内广泛的骨化。

慢性脓胸如未做过引流，需做胸腔穿刺抽出脓液做细菌培养和药敏试验，以明确脓胸的致病菌和选用有效的抗生素。

二、影像学表现

（一）胸膜腔分布

脓胸的渗出阶段表现为游离性积液。当纤维脓性阶段后，呈局限性或包裹性积液。积液常位于胸膜腔后外侧、膈肌上方、肺叶间及纵隔面等处，有时形成多个脓腔。大量渗出液体充满全胸膜腔时称为全脓胸，肺受压不张。

（二）X线表现

急性脓胸渗出阶段表现为小至中量的游离性胸腔积液。纤维脓性阶段后，表现为局限性或包裹性积液。在X线上与其他性质积液表现相同，没有特异性。

（三）CT表现

脓胸可以是游离性积液在CT上表现为新月形，在急性渗出阶段早期胸膜增厚不明显，后期可见胸膜增厚，约50%患者显示胸膜增厚，表现为胸膜分裂征，即增厚的脏层胸膜与壁层胸膜被其内的液体分离；邻近的肺组织边界清楚。

在纤维脓性阶段后表现为包裹性积液，一般好发于胸部后下部，呈半圆形、椭圆形或梭形液性密度影，胸膜增厚、黏连，胸膜分裂征常见；包裹性胸腔积液内面光滑，脏层胸膜及壁层胸膜均匀增厚，脏层胸膜可见条片状压缩的肺组织，与肺组织边界清楚；增强扫描增厚的胸膜持续性均匀强化，但在动脉期压缩的肺组织比增厚的胸膜强化显著，可区分两者，此征称为边缘征。部分脓腔内可见气体影。包裹性脓胸可为多房性。

慢性脓胸以胸膜增厚黏连为主，可钙化；患侧胸腔容积缩小，纵隔及气管向患侧移位，膈肌上移；胸膜外肋骨可有骨膜增生，胸膜外脂肪间隙增厚。增强扫描显示增厚的胸膜明显强化。

脓胸如为产气菌感染或引流后可见脓腔内出现气-液平面，CT可清晰显示气-液平面（图2-2）。支气管胸膜瘘时也表现为脓胸并出现气-液平面。

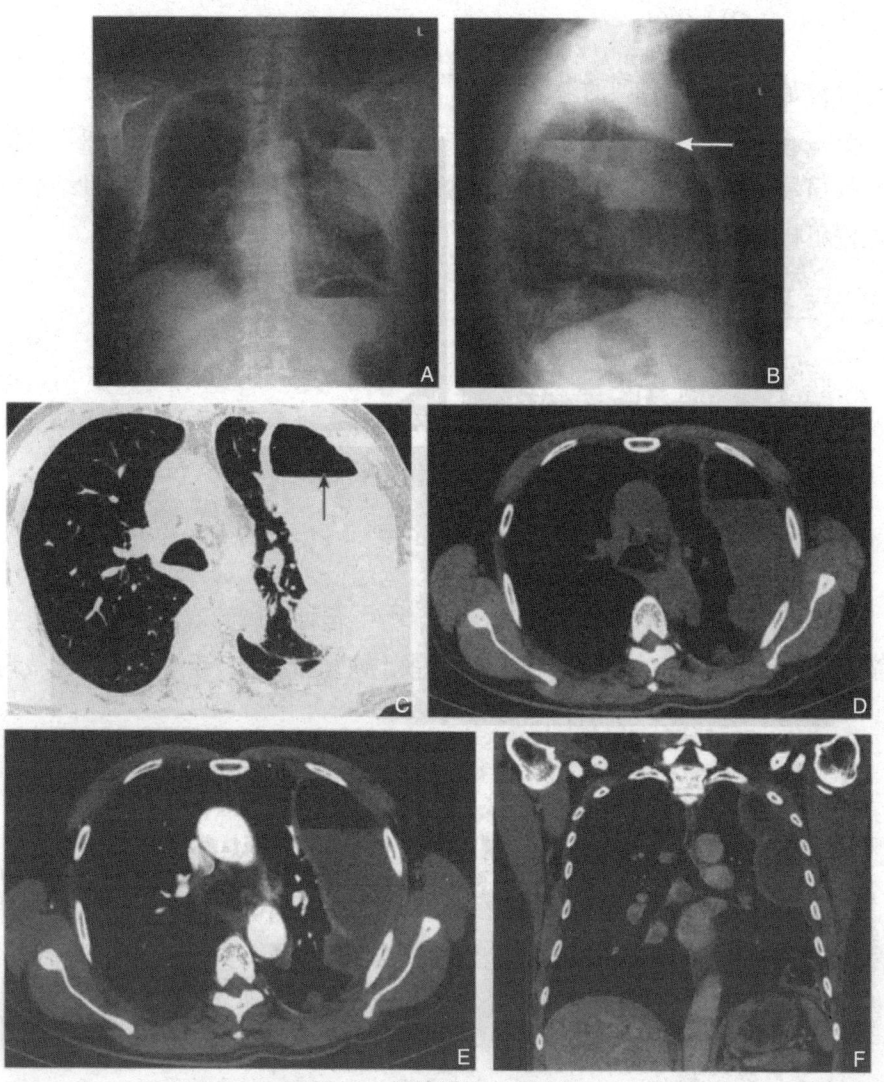

图2-2 慢性脓胸（左侧）

注：男性，64岁，胸部正侧位片（A、B）显示左侧胸膜增厚，左侧胸腔局限性积气、积液影，内见宽大液气平面（箭头所示）；CT横断位肺窗（C）及纵隔窗（D）示左侧胸壁包裹的气液腔，其内见宽大液气平面（箭头所示），增强扫描（E）显示胸膜增厚，胸膜强化，周围肺组织受压迫不张；冠状位重建（F）示左侧胸稍缩小，见多个液气腔，左膈升高。

（四）MRI表现

可清楚显示胸壁各层的解剖层次，对于胸膜外脂肪及肋间肌受侵显示优于CT。胸腔积液在T_2高信号，根据脓液不同的蛋白含量，T_1信号不同，可以低信号或较高信号。MRI一般用于鉴别良恶性胸腔积液，能较敏感地发现恶性结节，及病变侵犯胸壁的范围。

（五）超声表现

胸膜腔超声见强弱不等、分布不均匀、有光点或光团及网格状回声时，提示脓胸可能，因为脓胸液体中存在脓细胞成分和坏死组织。超声还有助于评估脓胸的深度和积液量，协助胸腔穿刺定位包裹性脓胸和少量脓胸。

三、治疗

慢性脓胸因病理解剖的改变多需手术治疗。慢性脓胸的治疗原则是：改善全身症状，消灭致病原因和脓腔，促使肺复张，恢复肺功能。手术治疗慢性脓胸的成功关键在于控制感染、闭合脓腔。

（一）全身治疗

慢性脓胸由于长期感染和慢性消耗，患者体质较弱。应加强营养，多进食高蛋白、高热量、高维生素饮食，多吃肉类、奶类、蛋类、蔬菜、水果等，改善营养状况。鼓励多活动，提高食欲，增强心肺功能。少量多次输新鲜血、血浆、清蛋白，纠正贫血和低蛋白血症。选用有效抗生素控制感染。

（二）控制感染

控制感染应包括合理应用针对感染细菌敏感的抗结核或抗菌药物，以及加强脓腔的引流措施。慢性脓胸的致病菌以革兰阴性杆菌和金黄色葡萄球菌为多见，目前医院获得性细菌中产生自然或继发性药物耐药的十分普遍，临床应用抗菌药物应经常测定药敏，选择敏感抗菌药物，同时加强综合治疗，提高患者免疫功能，以有效控制感染。

（三）改进胸腔引流

加强脓胸引流是控制感染的重要措施。脓胸起病后7~10天，胸腔中纤维素沉着机化，4~6周时形成纤维板覆盖脏层胸膜、壁层胸膜，甚至与胸膜融合，增厚的纤维板包裹肺组织，严重的可以累及肺实质，影响肺的舒张运动，肺功能受限。所以，对引流不畅的慢性脓胸，如引流管过细，或引流位置不适当，致脓液长期潴留影响愈合，应早期更换较粗引流管，调整引流管位置，使脓腔内的脓液尽早排出。若病程不长，肺实质和纤维化不重，脓腔的脓液经彻底引流，全身中毒症状减轻，肺彻底复张，脓腔消失，部分患者可以得到治愈。如肺膨胀不全，脓腔没有消失，也可为进一步手术创造条件。引流方法多选用较粗的引流管，肋间很窄的患者要选用肋床引流术。注意引流管位置接近脓腔底部，以高于脓腔底部一个肋间为宜，引流管管腔要足够粗，经常用生理盐水冲洗管腔，防止堵塞。另外，文献报道在脓腔内放置一个负压吸引引流装置，可以持续吸出腔内分泌物使脓胸逐渐缩小，甚至闭塞，取得良好的治疗效果，从而避免再次开胸手术。

目前对于经引流未见好转的脓胸，特别是小儿葡萄球菌脓胸和多房式或复杂性慢性脓胸，主张早期行小切口或胸腔镜脓胸清创术，根据手术需要决定是否切除一段肋骨，直视下探查脓腔及胸膜肺病变，钝性分开多房脓腔间隔，清除坏死组织，若发现支气管胸膜瘘，可褥式缝合，将邻近增厚纤维板或部分胸壁肌肉缝盖残端。对单纯性脓胸反复冲洗清创，在脓胸底部放置粗引流管。术后脓腔缩小则逐步退出引流管，直至脓腔消除，肺完全扩张后拔除引流管。

（四）胸膜纤维板剥脱术

胸膜纤维板剥脱术适用于肺内无空洞、无活动性病灶及无广泛纤维性变，增厚纤维板无大片钙化，剥脱增厚的纤维板后，肺组织能够复张的慢性脓胸，以及无结核性支气管炎、支气管狭窄、支气管扩张及支气管胸膜瘘的慢性脓胸。手术时间以引流术后3~6个月为宜，此时脏层纤维板容易剥离，充分解除纤维板对肺的束缚，减少剥离过程中的肺损伤。

剥脱壁层胸膜及脏层胸膜增厚的纤维板，使肺组织从纤维板的束缚中游离出来，重新恢复扩张，胸壁也可恢复呼吸运动。不但消除了脓腔，而且肺的通气功能得到最大恢复，保持了胸廓的正常形态。但是往往由于肺内有广泛病变或增厚的胸膜与肺组织黏连致密，甚至与肺纤维化融合，而使胸膜增厚的纤维板无法剥除。因此这种病例在施行胸膜纤维板剥脱术时，发现肺部病变广泛，黏连紧密，剥脱十分困难时，应改行胸廓成形术。有报道，肺移植术后脓胸移植肺纤维板剥脱术有效率为64%，手术病死率（30天或住院期间）为23%，具有较大的手术风险。

  对肺内无病变的单纯脓胸，应尽可能行全胸膜纤维板剥脱术，不但要剥脱构成脓腔的增厚纤维板，而且应充分松解肺及膈肌，使胸膜腔重建。该术式既彻底解除了纤维板对肺的束缚，又恢复了胸廓和膈肌的运动，有利于膈肌升高和纵隔移位以消灭残腔，对肺功能的改善也有重要作用。对估计不能耐受全胸膜纤维板剥脱术，或考虑胸膜纤维板剥脱术后可能遗留残腔者，可采用保留壁层的纤维板剥脱术，对经脏层纤维板剥脱、肺及膈肌松解后仍遗留残腔者，可一期附加局部胸廓成形术，或延长引流时间，根据复查情况决定是否追加局部胸廓成形术。胸膜剥脱术附加局部胸廓成形术，既可达到控制感染，消灭残腔的目的，又能最大限度地保留肺功能，减轻胸廓畸形。单纯结核性胸膜炎治疗后病变稳定而遗留残腔者，随着病程的发展，胸膜表面形成厚的纤维板，甚至发生钙化，既限制肺的膨胀，又限制胸廓和膈肌的运动，肺功能受损较为严重，因病变相应部位肺组织受压，通气/血流比值降低，可导致不同程度的低氧血症。对该类患者消灭残腔和改善肺功能是治疗的重点，尤其是双侧病变的患者，可因严重的胸膜钙化及胸廓塌陷而出现限制性通气障碍导致呼吸衰竭。

  小儿脓胸多因上呼吸道感染或肺内炎症所致，所致炎症以支气管肺炎和大叶性肺炎为主。肺内炎症直接侵及胸膜或化脓病灶破溃进入胸膜腔，产生脓胸。90%以上都有明显呼吸道感染或肺炎病史。病变发展到机化期后，即由急性脓胸转为慢性脓胸。开胸手术治疗脓胸，特别是病程4周以上者，是治疗脓胸的根本、彻底而有效的方法。对该年龄组的患者，主张脏层纤维板及壁层纤维板都彻底剥落，使肺组织从纤维板的束缚中解脱出来，重新恢复扩张，胸壁也可恢复呼吸运动。不但清除了脓腔，而且肺的通气功能得到最大的恢复，保持了胸廓的正常形态。如果脏层纤维板不剥除干净，即使当时肺复张良好，将来也会影响到肺的发育和功能；壁层纤维板的剥除可避免患者今后胸廓的变形及脊柱的侧弯，而不至于影响患者的发育，以及避免其将来对患者的心理、生理产生不良的影响。肺表面原发病灶及胸膜下脓肿的清除是防止脓胸复发的关键。因为在人体抵抗力降低的情况下，其可能破溃而再次引发脓胸。胸膜下脓肿与肺内弥散性感染有关，以大叶性肺炎后脓胸常见，过去常行肺叶切除术。根据其病理解剖特点及临床观察，对其进行切开清创、开放处理不会产生并发症，可取得良好的临床效果，完全可以避免肺叶切除术。

1.术前准备

由于长期感染和慢性消耗，患者常有慢性全身中毒症状，如低热、乏力、食欲减退、消瘦、营养不良、贫血、低蛋白血症等，术前要改善患者的一般情况，纠正贫血及低蛋白血症，以提高机体抵抗力和手术耐受力。由于剥脱纤维板时出血较多，因此术前要备足血源。

2.手术操作

手术采用全麻下患侧剖胸探查、脓胸廓清术。手术过程应注意以下几个问题：

（1）彻底清除胸腔内脓液及脓苔。

（2）剥脱纤维板应耐心细致，避免暴力，以防撕裂肺组织造成支气管胸膜瘘及出血。对于膈面纤维板可不强行完全剥离，用刮齿刮除表面脓苔及部分纤维板即可，要注意把肋膈角的脓性物清除。手术结束请麻醉师给予正压通气使肺充分膨胀，检查并缝扎细支气管漏气部位。

（3）术中注意保护胸部伤口，关胸前用0.5%碘伏或抗生素液体冲洗胸腔和伤口，防止术后伤口感染。

3.术后处理

除常规药物治疗及支持治疗外（结核性脓胸术后应继续抗结核治疗6个月至1年），主要是保持引流通畅，促进胸内积气、积液排出，清除残腔，促进肺膨胀。术后协助患者咳嗽排痰，保持胸腔引流通畅，对促进肺复张或余肺扩张，防止脓胸复发均具有重要意义。采用常规呼吸训练法：早期起坐活动，鼓励患者改变体位，叩背，教会患者做深呼吸，休息期间嘱患者坚持主动深呼吸。鼓励训练有效的咳嗽、咳痰。在常规呼吸训练法基础上指导患者吹气球进行训练，压力以尽量把气球吹到最大为准。胸膜腔是一个负压腔，吸气时压力波动于$-0.392\sim0.785$kPa，呼气时为$-0.196\sim0.392$kPa。肺不张时，支气管内的压力因气体吸收后较周围支气管压力低。据此认为，术后早期吹气球，产生一个主动呼气过程，根据作用力与反作用力原理，膨胀的气球有如呼吸囊一样可反复地鼓肺，使肺内压增高，肺内空气向低压的支气管挤压，直接升高肺不张处支气管及肺泡内的压力，促使不张的肺复张。在肺自主膨胀的同时，加大胸腔内压力，使胸腔内压力由负压变为正压，一方面促使胸腔积气、积液排出体外，另一方面可锻炼肺的顺应性，进一步促使其复张。肺早期复张，使脏层胸膜、壁层胸膜尽早形成黏连，制止了肺表面继续漏气，也避免了脓胸复发。同时在不断尽力吹气球时，呼吸肌也得到了一定程度的锻炼。另外，这种呼吸时的正压，不同于机械通气的呼吸末正压，因为它的压力均在自我调节范围内变动，所以安全有效。胸膜纤维板剥脱术会对正常肺组织造成不同程度的损伤，导致肺组织一过性水肿，炎性渗出，肺泡表面物质减少，肺顺应性下降；小支气管内膜水肿、管腔变窄，肺间质水肿，影响肺功能。一旦肺不张，容易导致肺部感染。因此，术后积极有效的处理在改善患者的呼吸功能，防止肺不张、肺部感染等方面十分重要。吹气球是有效增加患者深呼吸的一种主动方法，有效的深呼吸有助于呼吸道分泌物的排出，保持呼吸道通畅。吹气球能增加患者发生咳嗽、咳痰的平均时间及有效地预防肺部感染。

学龄儿童经过说教后都能配合治疗，进行肺功能锻炼。而学龄前儿童大部分都不能配合治疗，一般是通过其家属每日定期刺激患儿哭叫，促进肺膨胀，其临床效果明显。

（五）胸腔镜手术

急性脓胸经过6周治疗脓腔未见消失，脓液稠厚并有大量沉积物，提示脓胸已进入慢性期。脓腔内有大量坏死组织及积脓并有分隔，结核性脓胸则可有干酪样物，甚至钙化。脏层胸膜及肺被机化的瘢痕纤维板束缚，影响肺的膨胀，使腔不能闭合，膈肌也由于增厚的纤维板相对固定，纵隔受瘢痕收缩牵引向患侧移位。胸壁因壁层胸膜纤维板的固定及瘢痕收缩而内陷，肋骨聚拢，肋间隙变窄，脊柱弯向对侧，患者出现限制性呼吸功能障碍。慢性脓胸主要的治疗方法是开胸胸膜纤维板剥脱术，即彻底切除脓腔壁，解除纤维板对肺组织的束缚和对胸壁的固定，使得肺可以重新扩张，脓腔消失，胸廓的呼吸运动也可得以恢复，但手术损伤大，出血多。胸腔镜手术治疗慢性脓胸的价值仍有争议，对于慢性脓胸胸膜表面纤维板明显增厚，与胸膜粘连致密，胸腔镜下处理比较困难仍视为禁忌。以下情况应避免实施胸腔镜手术：①病程在12个月以上；②患者身体状况不能实施双腔气管插管麻醉；③肺内存在广泛破坏性病变不适合胸膜纤维板剥脱；④CT显示胸膜纤维板已经侵入肺实质，胸膜纤维板无法剥脱，手术后肺不能完全膨胀。

有学者认为，胸腔镜手术成功的关键在于胸腔镜口定位准确。因胸膜纤维板明显增厚、胸膜粘连致密进入脓腔较为困难，术中需要足够的耐心仔细操作，在盲视下凭手感分离出足够间隙置入胸腔镜。另外，慢性脓胸内部情况复杂，解剖关系变化较大，术中要注意精细操作，防止损伤。术中脓腔留置多孔引流管，术后引流管持续负压吸引有促进肺漏气停止，缩短引流时间的作用。通过慎重选择病例，胸腔镜手术治疗病程6周以上的部分慢性脓胸，实施纤维板剥脱术，具有创伤小、出血少、视野清晰、纤维板剥脱彻底、肺复张良好、容易被患者接受等优点。

（六）胸廓开窗术

1935年，Eloesser设计了一种开放皮瓣，一般用在开放式引流或闭式引流不成功的情况，目的是保持引流通畅和脓腔的清洁。该术式也用在伴有或不伴有支气管胸膜瘘的全肺切除术后脓胸。方法是在脓腔底部上方做U形皮瓣，其基底部与第一个未累及的肋骨上缘平行，基底宽10~12cm，弧形皮瓣长6~7cm，即两个肋骨与介于其间的肋间隙的长度。切除皮瓣下方的肋骨，将皮瓣游离缘转入胸腔并与胸膜缝合。引流口具有瓣膜作用，使空气不易进入但易排出。经常冲洗脓腔，用敷料填塞脓腔并定时更换，但脓液对皮肤有腐蚀作用，应加强护理。

目前Eloesser开放皮瓣治疗方法已很少应用。临床上对于那些体质差，不能耐受胸腔镜手术或常规开胸手术的患者，或者胸腔感染重，有支气管胸膜瘘无法直接行胸廓成形术或脓腔组织瓣填充术的患者，采用开放脓腔，切除脓腔对应胸壁的2~3段肋骨，便于清除脓腔感染物，脓腔内填塞纱布，而不再需要引流装置，引流更加彻底。患者可以回家换药，使脓腔逐渐变小或闭塞，避免择期行二期手术。Hsieh等报道，老年脓胸行肺松解和脓腔清创术30天病死率为11.3%，住院病死率为18.3%，主要的死亡危险因素是坏死性肺炎或脓肿，术前呼吸机依赖。所以对于此类患者，手术可能是唯一的挽救生命的措施，脓胸引流一定要彻底，避免脓液弥散到健侧肺，此时脓胸开窗术不失为一种较理想的选择。

（七）胸廓成形术

适用于病程较长，肺已经纤维化，剥离脏层胸膜纤维板后，肺不能复张。其手术方法是切除患部相应的肋骨，使软化胸壁内陷，消灭脓腔。胸廓成形术分为胸膜内胸廓成形术和胸膜外胸廓成形术。胸膜外胸廓成形术适用于病程较短，范围较小的慢性脓胸。它是在骨膜下切除部分肋骨，保留壁层胸膜完整。胸膜内胸廓成形术适用于病程较长、范围较大的慢性脓胸或结核性脓胸，伴有肺内活动性结核病灶者；伴有支气管胸膜瘘者。它是切除壁层胸膜纤维板进入胸腔，并切除部分肋骨。过去经常采用Schede胸膜内胸廓成形术，因创伤大，造成严重畸形。现在常用改良的胸膜内胸廓成形术，在骨膜下切除覆盖在脓腔上的肋骨和壁层胸膜纤维板，清除脏层胸膜上的肉芽组织和脓苔，将肋间肌束固定在脏层胸膜纤维板上，然后缝合肌层和皮肤。由于肋间肌束血运丰富，肋间肌不会坏死。这样既保证了胸廓的萎陷，又保留了肋骨骨膜，使肋骨有再生的机会，因而保证了胸廓的稳定。

如脓腔范围较大，用肋间肌填充后仍有残腔，应游离带蒂肌瓣（胸大肌、背阔肌、前锯肌或骶棘肌）填充，也可用带蒂大网膜移植填充。如有支气管胸膜瘘，应将瘘口周围组织游离，切除坏死不健康的残端，然后用可吸收线缝合修补，再用肋间肌瓣等移植组织覆盖。纵隔尚未完全固定的脓胸，有时手术可分两期完成。一般手术均出血较多，术中和术后必须注意及时补充失血量，以防发生失血性休克。术后更换敷料在手术后4~5天进行，此后2~3天更换1次。要注意观察引流管排出渗液的量，逐渐拔出引流管。完全拔除引流管应在手术后2周左右。如有高热或白细胞增高，多因引流不畅引起，应随时检查伤口，调整引流管的位置，使引流通畅。需行胸廓成形术的患者，虽经充分准备，如果全身情况仍较差，可以分期手术。第一期切除上部肋骨（胸膜外），第二期切除下部肋骨并行胸膜内手术。两次手术间隔2~3周，不可间隔太久，以免胸廓下陷情况不一致。手术时应特别注意防止损伤左侧锁骨下血管、迷走神经干、右侧奇静脉、上腔静脉、无名静脉及食管。由于手术创伤大、出血多，必须及时等量输血。术后有效的加压包扎是手术成功的关键之一，但包扎不宜过紧，以能插入手指为度。加压包扎时间一般为4~6周。术后应强调早期体力姿势训练，以避免头歪、肩斜和脊柱侧弯等严重畸形。

（八）胸膜肺切除术

慢性脓胸同时伴有广泛而严重的肺内病变，如空洞、术前反复咯血、支气管高度狭窄或支气管扩张、胸廓成形术胸壁萎陷压迫无效者等，其他手术无法根治，需行胸膜全肺切除术或胸膜肺叶切除术。胸膜肺切除术较为复杂、出血多、创伤大、并发症多、危险性大，在结核性脓胸外科治疗中已很少采用，手术适应证应严格掌握。但近年耐药结核病例增多，对耐药结核分枝杆菌感染的结核性脓胸并发同侧肺内较大结核灶，应采用胸膜肺切除，否则术后肺部遗留病灶难以用药物控制，可导致术后肺部病灶浸润进展。术前准备充分，术中操作仔细。除了注意止血外，应时刻警惕因胸膜增厚、牵引所致纵隔移位和解剖关系的改变，避免误伤邻近脏器。在处理下肺韧带、游离支气管时，小心误伤食管。剥离右肺上叶纵隔面时，注意上腔静脉。在肺门及主动脉弓前面解剖，要注意迷走神经和膈神经。有时因胸内粘连紧密，胸膜增厚，肺门区大血管无法分离，必要时需切开心包处理肺叶大血管，可避免不必要的血管损伤而引起意外的大出血。

（九）脓腔肌瓣填塞术

1990年，Deschamps提出该手术适应证：消除脓胸残腔和修补支气管胸膜瘘后加固支气管残端。据报道，肌瓣转移治疗结核性脓胸合并支气管胸膜瘘的成功率近75%。保证转移到脓腔的组织有活力是手术成功的关键。肌肉的选择不仅取决于肌肉的可用性，还取决于脓腔的部位、大小和形态。同时也可以将胸廓成形术和肌瓣填充术结合起来，达到彻底消灭脓腔根治脓胸的目的；或者同时采用乳腺组织、大网膜和胸腹壁皮肌瓣修复支气管胸膜瘘和填充脓腔。

任何部位的脓腔均可用带蒂组织填充，必须选择合适的组织瓣，因为组织瓣边缘或蒂的张力过高都会破坏组织瓣的血供，影响组织愈合。同时，手术前必须设计好第二个组织瓣，因为仅用一个组织瓣有时不能完全填充残腔，或者第一个组织瓣不合适时，可能需要应用第二个组织瓣。

用于填充胸腔前部或前外部残腔可选择的肌瓣最多，包括胸大肌、腹直肌及背阔肌瓣或皮肌瓣，有时还可应用前锯肌瓣。填充胸腔外侧部残腔首选背阔肌瓣或皮肌瓣，其次是前锯肌和腹直肌瓣或皮肌瓣，填充胸腔后部残腔可选背阔肌、斜方肌瓣或皮肌瓣。偶尔，缺损巨大需要多个肌瓣才能填满残腔，也可以应用游离皮肌瓣，要保证游离组织瓣仍可维持合适的动静脉血运。与肌瓣相比，皮肌瓣的优点表现在：

（1）可以填充更大的脓腔。

（2）减少切除肋骨数，从而减轻胸廓变形的程度。

（3）术后皮肌瓣中的皮下组织长期保留，因此皮肌瓣更适用于修补支气管胸膜瘘。

每一个肌瓣有各自一定的旋转弧度及优缺点，需要准确研究每一个肌瓣的血运。成功的肌瓣转移关键在于保护其血运及防止血管蒂及肌瓣边缘出现张力。以前曾经做过手术或存在某些疾病可以使有些肌瓣无法使用。曾经做过后外侧切口开胸手术，由于肌肉及胸背血管已被切断，所以远端肌肉依靠的是次要血供。如果全部肌肉均以胸背血管为蒂，则瘢痕远端的组织将坏死。因此，不能再将全部肌肉转移用于修复胸壁缺损或转移至胸腔内修复支气管胸膜瘘的胸内病变。采用不切断主要肌肉的开胸手术，这样可保留背阔肌与前锯肌的供应血管。这种不切断主要肌肉的手术切口尤其适合儿科患者。

游离组织瓣较带蒂组织瓣的优越性在于游离组织瓣更容易植入脓腔，适用于带蒂组织瓣不能到达的脓腔，或脓腔周围的胸、腹壁肌肉血运被破坏不能作为转移肌瓣，因为不需要保留胸廓外带蒂组织，组织利用率更高。选择合适的转移肌肉取决于残腔的大小和手术时患者的体位。理想的肌瓣应当具备通用性，切取简单、快速、安全、创伤小的特点。

常用的游离组织瓣有：腹直肌瓣、背阔肌瓣、股外侧肌瓣。腹直肌的应用通过游离移植及血管吻合技术得以扩展。已有报道应用腹直肌、背阔肌游离移植处理复杂的胸腔内病变。游离肌瓣对于修复支气管胸膜瘘非常有用。腹直肌本身血运非常丰富，通过将腹壁下动静脉与胸背血管吻合，治疗慢性脓胸非常有用，同济大学附属上海市肺科医院胸外科已有多例成功经验，本章节暂不做介绍。股外侧肌游离组织瓣治疗慢性脓胸国内尚未见报道，方法如下：股外侧肌体积大，容易获取，适合于填塞巨大胸内残腔。股外侧肌血供来自股深动脉的旋股侧动脉的下行动脉，下行动脉位于股直肌深面，间隔一定距离发出3个主要分支，进入股外侧肌肉中段。近端分支最粗，直径2mm，与下行动脉（直径2~2.5mm）相连。旋股侧动脉的下行动脉有两支伴行静脉，一道作为血管蒂。

股前外侧去表皮皮肌瓣包括去表皮皮肤、皮下组织、筋膜和股外侧肌。

其优点包括：①股外侧肌是股四头肌群中最大的一块肌肉（股外侧肌体积17cm×38cm×3cm，血管蒂长度12cm），可以与阔筋膜张肌或股直肌一道取下，增加组织瓣体积；②血管蒂长且粗，解剖结构变异少；③供体部位可以一期缝合；④长期随访供体部位没有严重的并发症，尤其是不影响膝关节稳定性；⑤真皮部分更适合与感染的支气管残端缝合。

缺点包括：①供体部位有毛发生长；②手术操作复杂，包括组织瓣的获取和微血管吻合；③如果皮肤缺损面积大于9cm×9cm，需要植皮；④显微外科并发症，术后需要细致观察组织瓣血运变化。

手术操作：皮肤切口从股骨大转子下约5cm处至距髌骨上缘3cm处。向上游离股外侧肌。旋股侧动脉下行动脉的主要分支通常距股骨大转子12~15cm进入肌肉，结扎分布于肌肉远端的下行动脉其他分支和股动脉发出的分支。游离肌肉近端的血管蒂，肌肉游离到近端起始部。运动神经位于下行动脉主要分支的近端2~3cm。静脉与下行动脉一道游离，血管蒂长4~6cm。游离肌瓣转移到胸腔，用胸背动脉和静脉作为受体血管，如果胸背动脉和静脉被破坏，也可选择乳内血管。该肌足以填充整个脓腔，并闭合支气管胸膜瘘。由于血管蒂长，管径粗，血管吻合容易而安全。

第三节　大咯血

大咯血是指来源于气管支气管树或肺实质的出血。大咯血出血量的定义目前尚无统一标准，大多数专家将每小时出血量超过200mL，或24小时出血量大于600mL且威胁生命的咯血称为大咯血。大咯血在临床并不多见，但却严重威胁患者的生命安全，死亡的主要原因是出血阻塞呼吸道引起窒息，失血性休克引起死亡较为少见。如何在短时间内较为准确地判断出血部位及原发病因，选择恰当的治疗手段，成为胸外科医师面临的严峻挑战。

一、临床表现

大咯血的主要症状是胸痛、胸闷、休克及呼吸衰竭。胸部听诊干湿性啰音、呼吸音降低或消失。

二、影像学表现

（一）胸部CT

只要病情允许，不管部位是否已经明确，都应争取做CT检查，以便更多地了解原发病灶与出血部位的关系、肺叶内积血情况。

（二）气管镜检查

大咯血的患者应尽早行气管镜检查以明确出血的部位。常能在直视下看到有血液涌出的主支气管口、肺叶口、肺段口，甚至出血点。不过在大咯血后期，尤其在出血量大时，可能多个肺叶口都有血性泡沫随呼吸涌出，给诊断造成困难，因此气管镜检查应在大咯血48小时内进行。对于气管镜检查时应采用硬质气管镜还是纤维支气管镜，意见尚不统一。硬质气管镜的优点是可以充分吸除出血，保持良好的通气以及满意的视野。纤维支气管镜的长处是操作简便灵活，且更为安全。最好的办法是将硬质气管镜和纤维支气管镜结合起来应用，在硬质气管镜内放入纤维支气管镜可能看到更远端的支气管树。

（三）支气管动脉造影

近年来，支气管动脉造影成为判断出血部位最有效的检查方法，同时应用支气管动脉栓塞术使许多患者的大咯血症状得到快速而有效的控制，尤其适用于咯血来源不明和全身状况差、不能耐受手术者。

（四）肺动脉造影

对于彻底栓塞支气管动脉后仍然咯血的患者，应做肺动脉造影明确是否为肺血管出血。

三、大咯血急诊手术治疗

随着非手术治疗方法尤其是介入治疗的发展，越来越多的大咯血可以得到短期有效的控制，而采取手术治疗，急诊手术的早期手术病死率要明显高于择期手术。但是对内科保守治疗无效，仍有危及生命的大咯血患者可考虑急诊手术治疗，以彻底消除出血源，挽救生命。此外，接近半数的患者在支气管动脉栓塞术后再次咯血，且原发病因（如曲菌球、支气管扩张等）依然存在，因此后续的外科根治性治疗仍然是很必要的。对经积极药物治疗后出血量仍达到大咯血标准，或者就诊时就有窒息先兆、窒息、低血压、休克等并发症的患者，若无明显手术禁忌证，则应立即急诊手术。

（一）大咯血急诊手术适应证和禁忌证

大咯血急诊手术适应证主要根据咯血量及是否危及生命而定。

1.大咯血急诊手术治疗的适应证

（1）每小时出血量超过200mL，或24小时出血量大于600mL的患者。

（2）咯血引起窒息先兆、窒息或失血性休克以及因反复咯血造成的失血性贫血。

（3）出血部位基本明确，肺切除术可迅速有效控制出血。

（4）病灶位于一侧或一叶，余肺功能可以代偿者。

（5）心脏功能和全身状况能耐受手术。

（6）无法实施支气管动脉栓塞术等技术或这些创伤较小的方法失败者。

2.大咯血急诊手术治疗的禁忌证

（1）出血部位不明确或者肺切除术不能迅速有效控制出血者。

（2）全身情况差、心肺功能差或有其他严重疾病不能耐受手术者。

（3）有全身出血倾向者。

（4）非肺源性原因出血者，如心源性疾病、全身出血性疾病。

（5）有不适宜作肺切除术的其他较严重的伴发病者。低血压、休克或因血液弥散引起的呼吸功能不全并非手术的绝对禁忌证。

（二）术前准备

大咯血患者血容量不足，长期咯血常合并有水、电解质和酸碱平衡紊乱，或者弥散造成心肺功能障碍，术前应作动脉血气分析，一般要求$PaCO_2$小于6.0kPa（45mmHg），注意身体重要脏器有无病变，纠正失血性休克。心脏负担过重，对估计需大量输血者术前应做静脉切开、安置中心静脉测压装置，以保证输血通道，及时掌握输液速度，较为安全。

（三）麻醉方法

插管一般应选用双腔管，在支气管因病变移位、扭曲，插管有困难时可改用支气管插管，无论何种插管，术中术侧均应持续吸引。

（四）手术方式的选择

大咯血急诊手术仍以施行肺切除为宜。对个别肺功能差、病情危重可考虑先行胸膜外填塞或标准胸廓成形术。2~3周再作肺切除术，这样患者较易耐受。

过去认为余肺积血可造成术后严重的肺部感染，对切除已有血液弥散的肺叶持积极态度，以后由于多种有效抗生素开始应用于临床，对积血肺叶的切除也趋于保守，积血肺叶不再做预防性切除，肺叶切除比例上升，全肺切除比例下降至40%。全肺切除并发症发生率为23%，明显高于肺叶切除术的15%，故手术方式尽量避免全肺切除。

因有血液弥散时，术中除出血肺叶外，其他肺叶口也可能看到血液流出，两个以上肺叶同时有致命大咯血的情况罕见，因此，除非有确凿的证据，不应扩大切除范围。术后在呼吸机支持、广谱抗生素应用下，积血能基本排净或被吸收。出血肺叶以外存在的病灶，除非是肺脓肿、活动性肺结核干酪灶等可能在术后近期造成严重后果的病灶，或是病情允许作扩大切除者，一般只作出血肺叶的切除。

为避免术中胸腔污染，可在肺部病灶范围作较大范围的胸膜外剥离，切断支气管时避免病灶内容物污染。一旦污染可用0.2%氯己定和大量生理盐水冲洗，术后安放胸管并持续滴注0.1%新霉素溶液，并选用合适的抗生素全身应用。术后再咯血病例均和术前未能正确判定出血部位有关。术中从切断的支气管口插入细管抽吸残存于支气管内血液或分泌物有利于防止术后肺不张。如术中发现部分肺组织严重淤血并有病灶则以切除为宜，术后一旦发生肺不张可做纤维支气管镜检查并吸除分泌物，可使肺迅速复张。

第四节　创伤性肺假性囊肿

创伤性肺假性囊肿是一种胸外伤后少见的类圆形、空洞性肺损伤的特殊类型。国内外文献中又称为空洞性肺损伤、假性囊肿性血肿、创伤性囊肿、创伤性肺气囊肿、创伤性肺空洞等。其中"创伤性肺假性囊肿"比较准确地反映了该疾病的病理改变。因为，囊肿应包含上皮组织或支气管壁成分，而创伤性肺假性囊肿的内壁并无上述结构，病理检验囊肿周围肺组织大量巨噬组织及纤维化，其囊壁主要由叶间结缔组织组成，所以，创伤性肺假性囊肿并不是真正意义上的囊肿，故称为"假性囊肿"。随着CT在胸部创伤诊断中的广泛应用，创伤性肺假性囊肿也逐步为人们所认识。

一、临床表现

创伤性肺假性囊肿可发生于任何年龄，但主要以年轻人多见，约占85%，常见于30岁以下的年轻人，因为年轻人胸廓弹性好，冲击力易于传递到肺实质，从而造成肺实质损伤。单侧多见，极少见于双侧。大多数创伤性肺假性囊肿患者在胸部钝性伤后24小时内可无症状，即使出现症状也非特异性。约30%的患者可延迟到伤后4~6天出现症状或体征。如胸痛、咳嗽、咯血、气促、低热，这些症状、体征不一定是创伤性肺假性囊肿本身所致。50%的患者存在咯血，可能直接与创伤性肺假性囊肿有关，但通常不会致命。

创伤性肺假性囊肿常无特征性体征，有时胸部听诊可闻及啰音，当出现相关并发症时即出现相应的体征。多数患者并发气胸、血气胸、肺挫伤。当患者严重肺实质损伤时或合并多脏器损伤及严重的肋骨骨折（胸廓塌陷、连枷胸）时表现为严重的呼吸循环障碍，病死率高，常需急诊手术治疗。

二、影像学表现

胸部X线和CT扫描是诊断创伤性肺假性囊肿的主要影像学方法。

（一）X线检查

典型的胸部X线片表现为肺内薄壁空洞病灶，可伴或不伴液气平面。由于胸部X线片常受创伤性肺假性囊肿的大小和部位、肺挫裂伤的严重程度及检查时患者的体位（平卧位或直立位）的影响，尤其是在早期诊断时，诊断率较低，诊断意义不大。伤后数天肺挫伤吸收，同时创伤性肺假性囊肿进展完成，胸部X线片则可检出。而且可用系列胸部X线片观察创伤性肺假性囊肿演变，是一种经济、实用手段，应随访检查直至囊肿消失。

（二）CT检查

CT属于断面成像，可以发现由于胸壁前后结构的重叠和肺实质渗出等病变的掩盖而难以显示小囊肿和隐匿部位的囊肿。由于创伤性肺假性囊肿常伴有严重创伤伴随症状，CT检查对明确诊断及相关伴随症状有重要意义。可精确了解囊肿部位、大小及其形态，故早期胸部CT检查的诊断意义大于胸部X线片。

创伤性肺假性囊肿的CT影像表现比较复杂，根据肺囊肿内气体和液体的存量及密度改变可将其分为3种类型：

1.含气囊肿

有单发或多发，也可两肺均发。多数呈圆形、椭圆形，腔内充满气体而无液体，壁厚1~3mm。囊肿多在3~24小时出现，一般经10天至3个月治疗可痊愈。

2.含液囊肿

囊肿多呈圆形、椭圆形，边界光整锐利。因囊肿内为血液，故CT值较高，为42~75Hu。一般经1~5个月治疗可痊愈。

3.气液囊肿

囊肿腔内可见气液平面，囊肿内壁光整。

在病变的进展过程中，3种类型囊肿能并存和相互转化，并非始终保持一种类型。

三、创伤性肺假性囊肿的治疗

创伤性肺假性囊肿的治疗策略主要是针对是否发生并发症所决定。如无并发症，创伤性肺假性囊肿非手术治疗可愈。大多在治疗后2周至5个月吸收，最长3年。出现并发症时，常需特殊治疗。对于呼吸循环稳定、肺内血肿较小、伴有咯血的患者，选择性支气管动脉介入栓塞治疗可能有效。有研究表明，创伤性肺假性囊肿＞6.0cm，或双侧病变者出现并发症的概率增加，应外科开胸手术治疗。

（一）创伤性肺假性囊肿感染

创伤性肺假性囊肿感染包括普通感染及肺脓肿形成。当有指征提示感染时，如持续发热、白细胞升高、影像学表现或其他感染征象，可以先行经验性应用广谱抗生素，并完善痰培养加药敏试验，数天内症状即可得到明显改善。若感染的TTP＞2cm或经过72小时抗感染治疗后脓毒血症无改善者，可行经皮肺穿刺引流术。周围包围大量坏死肺实质的较大肺脓肿或＞6cm的创伤性肺假性囊肿如对非手术治疗无反应，早期可考虑行肺叶切除。

（二）大咯血

通常创伤性肺假性囊肿可有少量咯血，只需对症处理。对于呼吸循环稳定、肺内血肿较大、伴有咯血的患者，行选择性支气管动脉介入栓塞治疗及纤维支气管镜支气管隔离可能会取得理想的效果。大咯血常发生于创伤后24小时，可能与严重创伤后病变进展过程中较大肺内血管撕裂有关。大咯血的发生率与创伤性肺假性囊肿大小有关。曾有报道4例创伤性肺假性囊肿直径＞6.0cm的患者，3例死于大咯血窒息，1例咯血8个月，行肺内血肿清除术治愈。所以，对于直径＞6.0cm的肺内血肿应及早采取紧急手术处理，可避免患者大咯血窒息死亡，是提高患者生存率的关键措施。

双侧均有肺内血肿或肺气囊肿的患者，由于创伤重，大咯血窒息发生率高。因此，是需要紧急手术处理的指征之一。必须强调，对于大咯血急诊手术的患者，宜应用双腔气管插管以避免术中窒息的发生。

（三）创伤性肺假性囊肿破裂

创伤性肺假性囊肿的病程中，其破裂可形成继发性气胸、血胸或血气胸。值得一提的是，不适当的呼吸机策略可导致创伤性肺假性囊肿破裂。此时，首先应行胸腔闭式引流术。如果胸腔闭式引流仍未能使肺复张或者持续大量漏气、大量血胸、张力性囊肿，即有开胸手术指征。常规开胸或胸腔镜手术均可。

（四）低氧血症

低氧血症常由以下3种原因引起。

（1）创伤性肺假性囊肿进行性扩大，压迫大量功能肺组织。

（2）创伤性肺假性囊肿咯血导致气道阻塞，破裂形成继发性气胸、血胸或血气胸引起呼吸面积减少。

（3）严重的创伤导致的创伤性湿肺、多发肋骨骨折致胸壁浮动等，均可导致低氧血症。

对于创伤性肺假性囊肿的并发症引起和严重创伤引起的低氧血症，符合上述外科手术条件的，需积极手术治疗。对于呼吸稳定、囊肿体积大、多个肺气囊肿相聚相通者，如果患者不能耐受外科手术，可考虑行肺气囊肿穿刺抽出气液，同时注入药物、气囊肿引流术等处理。对于是否行机械通气尚有争议。有学者认为，由于机械通气可致创伤性肺假性囊肿进行性扩大。即便行机械性通气，应采用容量控制持续指令性通气，以保证足够分钟通气量，一旦心肺功能稳定，应及早撤离呼吸机。也有学者建议采用低气道压力，合用呼吸末持续正压通气（PEEP），并根据心肺功能状况等调整参数。无论何种机械通气方式，尽早脱机拔出气管插管是基本目标。

第三章 肝胆外科疾病

第一节 肝胆影像检查技术

一、超声

(一)超声检查目的和检查前准备

1.目的

(1)确定肝内占位性病灶的存在,并提示定位、定性诊断线索。

(2)确定肝脏弥漫性病变的存在,判断弥漫性肝病所处病理阶段。

(3)鉴别细胞性黄疸和阻塞性黄疸等。

2.检查前准备

一般无需特殊准备,但由于肝脏毗邻肠道,餐后的肠腔胀气可能会导致肝脏的部分叶段显示不清,因此最好是空腹6~8小时,之后进行肝脏的扫查,隔夜空腹状态是最佳检查前准备状态。

(二)常规超声检查方法

1.二维实时灰阶成像技术

二维实时灰阶成像属于辉度调制显示法成像,它通过显示组织器官切面图的亮度变化,来提供人体解剖和结构学的相关信息。组织切面图的亮度与组织的声衰减特性和组织间的声阻抗差等相关。二维实时灰阶成像必须满足一定的条件,常规包括:实时显示(帧频≥8f/s)、高分辨率、高灰阶(灰阶级≥128)等。

二维灰阶超声检查可以评估肝脏形态、结构等肝脏背景情况，明确肝内病灶有无，观察病灶的数目、分布范围、大小、边界、内部回声和形态等。

肝脏背景的评估指标包括：肝脏包膜和边缘、肝内实质回声、肝脏大小、肝脏相关血管内径和走行形态、有无栓子、脾脏大小、脾静脉宽度、胆囊大小和囊壁及囊内容物等。最常见的疾病是门脉性肝硬化。研究显示：门静脉管径与肝纤维化程度呈正相关，门静脉血流速度与纤维化程度呈负相关，肝静脉管径及多普勒频谱波形的变化与肝纤维化程度有显著相关性。肝包膜、实质回声及胆囊壁厚度是判断肝纤维化程度的最佳预测指标，其与肝脏纤维化程度有良好的相关性，有研究将以上指标与血清学指标进行了比较，发现超声评价中度肝纤维化的符合率高于血清学，但二者在判断肝纤维化的总符合率及轻重度纤维化的符合率方面差异无统计学意义。常规灰阶超声可以明确肝内有无病灶，常见病灶描述如下：病灶内部回声为无回声、低回声、等回声、高回声、强回声、混合回声等；均质、不均质等；形态圆形、类圆形、椭圆形、不规则形等；边界清晰、欠清晰、模糊；有无包膜；后方回声有无改变等。

2.彩色多普勒和频谱多普勒成像技术

多普勒成像（Doppler imaging）是一种通过多普勒技术获取人体组织器官或血管内血流运动速度的分布情况，并以灰阶或彩阶的方式形成运动速度分布图的成像技术。彩色多普勒是一种用彩色图像实时显示血流的方向和相对速度的技术，方法为在二维灰阶声像图的基础上设置一个取样框，通过计算机的分时处理等方法，在得到二维声像图的瞬间获得取样框内的多普勒信号，经过计算机的信息处理后，将二者叠加形成实时彩色图像。在此基础上，又发展了彩色能量图和方向能量图及彩色多普勒组织成像法等：能量型彩色多普勒对高速血流的显示不产生彩色混迭，不能显示血流方向、速度和性质等；彩色多普勒组织成像法一般应用于观察心肌组织运动情况。频谱多普勒也可以在二维声像图（或合并彩色图像）的基础上设置一个取样门，以频谱图像显示，形成双幅实时图像：二维实时图像（或合并彩色图像）在上半幅、频谱图像在下半幅。频谱多普勒又分为脉冲频谱多普勒（pulsed wave Doppler，PW-Doppler）及连续波多普勒（continuous wave Doppler，CW-Doppler）两大类。

彩色多普勒和频谱多普勒超声成像技术可以协助鉴别管道（血管、胆道或其他管道结构）性质、识别动脉与静脉、显示肝脏相关血管包括门静脉、肝动脉、肝静脉等的血流走向、流速、测定和评估血流动力学参数。常用血流信号描述如下：血流信号出现部位如周边、中央，血流信号形态如点状、条状、条形等；血流信号总体描述为少许或较丰富等，动态呈动脉样、静脉样等。肝脏常用频谱多普勒为脉冲波多普勒成像，可测量所显示血流的血流动力学参数，为临床提供相关诊断和鉴别诊断信息。常用血流动力学参数主要包括：收缩期血流速度（PSV），舒张期血流速度（EDV），平均速度（Vm），搏动指数（PI），阻力指数（RI）等。

（三）超声造影

超声造影即造影剂增强超声（contrast enhanced ultrasound），利用超声造影剂在声场中的非线性效应和所产生的背向散射来获得对比增强图像。超声造影具有较高的时间分辨率，可以对病灶微循环灌注进行实时动态观察，安全性高，可以在较短间隔内重复注射造影剂进行检查。经过多年发展，造影剂增强超声已经成为临床上常用的诊断技术，这得益于超声微泡造影剂及配套成像技术的飞速发展。超声造影剂和低机械指数谐波成像技术的发展，有效弥补了传统常规超声和多普勒超声在肝脏的应用局限性，该技术可以实时动态连续观察超声微泡对组织的强化过程，以获取组织微循环血流灌注等信息，此过程类似于增强CT和增强MRI。常用低机械指数谐波成像技术主要包括：脉冲反向谐波（pulse inversion harmonic，PIH）成像、对比脉冲序列（contrast pulse sequence，CPS）造影成像技术、脉冲编码谐波（pulsed coded harmonic，PCH）造影技术、造影匹配成像（contrast tuned imaging，CnTI）、纯净造影谐波成像（pure contrast harmonic imaging）等。第一代造影剂包括Albunex、ELevovist等，其由于微泡内含空气，包膜较厚、弹性差、且包裹的空气易溶于水等因素，导致第一代造影剂在体内持续时间短且容易破裂。第二代超声造影剂包括Optison、Sonovue、Sonazoid等，其内包裹高密度惰性气体（不易溶于水或血液），外膜薄而柔软、稳定时间长，且振动及回波特性好。目前国内最普遍使用的超声造影剂Sonovue是纯血池造影剂，其微泡在低声压下震而不破，能产生较强的非线性谐波信号，从而实现非爆破性实时超声造影，同时，Sonovue经肺部排泄，无肝肾毒性。也有一些超声造影剂如Sonozoid等，可滞留在肝脏和脾脏，能获取延迟或血管后期相。现在常用的超声仪器也是配备低机械指数谐波成像技术的成品机，超声造影时一般无需另外调节机械指数等参数。

检查前准备：检查前告知并签署知情同意书、详细询问病史以明确检查目的并排除禁忌证、患者检查前需空腹6~8小时、必要的仪器操作和准备等。观察内容：描述病灶增强开始时间及消退时间、增强程度、增强形态及不同时相的动态变化模式等。适用证：肝内结节或占位性病灶的定性诊断、需增强影像学检查但增强CT和MRI检查有禁忌的患者、CT和MRI检查未能给出明确诊断的患者、不同影像学检查诊断肝内病灶结论不同时、肝肿瘤消融介入或手术后定期随访、肝移植术后并发症的评估、肝脏纤维化及肝硬化的评估等。

肝脏超声造影的时相通常分为动脉相（0~30秒）、静脉相（31~120秒）、延迟相（121秒~），超声造影从注射超声造影剂即刻开始实时动态连续观察超声微泡对组织的强化过程，而增强CT和增强MRI一般从动脉早期20s刚开始扫描肝脏，对于在动脉早期20秒前即灌注并已消退的病灶则无法捕捉病灶快进快退的灌注信息。同时，超声造影剂可以作为载体，辅助实现药物携带、基因治疗等靶向治疗。然而超声造影往往需要固定在某一个切面进行检查，因此无法同时全面了解其他部位病变的信息。另外，对于二维灰阶超声显示困难的部位和病灶，其造影效果通常也不理想。

二、血管造影

（一）适应证和禁忌证

1.适应证

（1）肝肿瘤患者行介入治疗时，肝动脉造影有助于肝癌的诊断及治疗，通过肝动脉造影可进一步明确病灶的数目、大小及分布，从而确定能否手术切除或是否采取介入治疗。此外，可显示肿瘤的动脉血供及有无动-静脉瘘及静脉癌栓，这些对治疗是非常重要的。

（2）肝占位性病变的鉴别诊断。

（3）肝癌患者外科根治术后以及直/结肠癌患者术前或术后预防性介入治疗时。

2.禁忌证

除严重造影剂过敏外，通常无绝对禁忌证。有严重肝肾功能衰竭、明显出血倾向、心功能代偿不全等情况时应慎重使用。

（二）术前准备

（1）肝肾功能及血常规、凝血功能等实验室检查。

（2）术前患者应给予支持治疗，以使其尽可能处于较好的状态，如有血糖异常、腹水、少尿等临床表现时，应尽量纠正。

（3）积极与患者及家属沟通，使其了解造影术中及术后的反应，以期在心理上有足够的准备。

（三）造影方法

1.经皮穿刺插管与Seldinger穿刺法

（1）选择穿刺点：目前常用的穿刺点有股动脉及腋动脉，前者最常用。

①股动脉穿刺点：腹股沟中点下方1~2横指股动脉搏动最明显处。穿刺点选择原则：第一次插管者及皮下脂肪少者宜偏下，而皮下脂肪多者或已多次插管者可偏上。选择穿刺点以动脉穿刺内口不高出腹股沟韧带为准，因为常规股动脉压迫止血是以股鞘的后壁（坚硬的耻骨梳及耻骨梳韧带）为压迫支撑点，一旦动脉内口在盆腔，则可能因无良好的支撑而难以很好地止血，从而引起盆腔血肿形成，中、大量腹水患者也可能会有腹水经穿刺道渗出。

②腋动脉穿刺点：不是常规入路，仅在不能经股动脉插管或需保留导管持续化疗时才选用。左、右侧均可，一般选左侧腋动脉，由此插管易入降主动脉。穿刺时患者仰卧，穿刺侧上肢外展、高举，手枕于头部或前额，穿刺点一般在胸大肌三角沟的下后方。作腋动脉穿刺时，针尖可能会触及臂丛神经分支。局麻后，针尖对准腋尖部腋动脉搏动最明显处穿刺。这种情况下宜用微穿刺系统，以减少并发症。压迫止血应小心，以防出现血肿。

（2）麻醉：确定穿刺点及穿刺途径后，常规消毒、铺巾，用盐酸利多卡因100mg（5mL）与生理盐水1∶1稀释做局麻。先在皮下做一皮丘（直径约1cm），然后沿穿刺道作浸润麻醉。麻醉应深至动脉前壁，以减少动脉痉挛的发生率。

（3）穿刺：用尖头刀片在进针点作一2~3mm的小切口，左手轻压穿刺点，右手持针以与皮肤成30°~50°角度对准股动脉进针，一旦针尖置于动脉上方持针手指有明显膨胀性搏动时，快速刺入动脉。老年人和儿童股动脉易滑动，可用中指和示指将其夹在中间，使其相对固定。进针方法有两种：

①前后壁穿透法，常用于带芯穿刺针。穿刺针穿透动脉前后壁后，拔出针芯，缓慢退针直到有鲜红血液喷出。

②前壁穿刺法，常用于无芯穿刺针。通常穿刺针穿入动脉后，可见穿刺针呈点头状搏动。穿透动脉前壁后即可见有鲜红血液喷出。有时见喷血不畅，则有可能部分针尖位于动脉前后壁或侧壁，应缓慢退针至动脉喷血通畅。

（4）进导管：穿刺成功后，右手固定穿刺针，待助手将导丝软头导入穿刺针及动脉，并经透视证实导丝进入腹主动脉后，右手退出穿刺针，助手通过导丝换上所需的扩张管，将动脉内口扩大后再换所需的导管，通常扩张管的口径不应大于导管口径。现在常直接在导引导丝引导下交换入导管鞘，然后将导管鞘中的扩张管退出后直接进导管。上述从穿刺到进导管这一过程就是改良的Seldinger穿刺法。

2.选择性动脉造影

通常腹腔内脏动脉均可用RH导管、Cobra导管或盘曲型导管、Yashiro导管、RLG导管等。选择导管的形态应根据操作者的个人习惯及动脉走行方向而定，不必拘泥书本介绍某一形态的导管，宜选择5F及4F导管。造影剂的注射速率及量应根据所选择插管的动脉粗细情况而定。由于肝动脉多源于腹腔动脉及肠系膜动脉，胃左动脉常参与肝左叶供血，故现将相关插管技术介绍如下。

（1）选择性腹腔动脉造影。

①导管选择：几乎所有头端弯曲朝下的导管均可使用，但常用RH导管、盘曲型导管、Cobra导管、Yashiro导管。特殊情况下可用RLG导管等。

②选择性插管：导管于主动脉弓成形后（Co-bra导管不需成形），顺势回拉，头端朝前（判断方式如下：旋转一下导管，如头端转动方向与旋转方向相同，则头端向前，反之朝后）在$T_{12} \sim L_1$椎体水平上下慢慢探查，钩住血管，手推造影剂证实为腹腔动脉且导管稳定不会脱出，即可造影。

③造影：造影剂注射速率为6~8mL/s，总量为40~60mL。摄片程序：开始注射造影剂后2~3秒，1张/秒，连续5张，然后1张/2秒，摄片5张。如为DSA，则图像采集时间为20秒左右，如需了解门静脉，则摄片或采集时间延长至30秒左右。

（2）选择性肝动脉造影。

①导管选择：常用导管同腹腔动脉选择插管。

②选择性插管：进入腹腔动脉后，根据肝动脉的具体走行方向选择合适的导管，通常RH导管、Cobra导管及盘曲型导管使用时较为简便。RH导管成袢后，寻找到腹腔干开口后，逆时针旋拉导管即可进入肝总动脉。Cobra导管可借助超滑导丝超选择至肝总动脉。Yashiro导管常常借助肠系膜上动脉或肾动脉成袢。必要时可借助导丝作肝动脉插管，这时导丝要尽量进深，进导管时导丝要固定，不要随导管向深处移动。

③造影：导管头端宜置于肝固有动脉或肝总动脉，如无特殊情况不应只做左或右肝动脉造影，尤其是首治患者，以免遗漏病灶。根据肝动脉粗细决定造影剂的注射速率及量，造影剂注射速率为4～6mL/s，总量为30～45mL。摄片程序与腹腔动脉造影相似。若发现肝脏某区域血管稀少甚至缺乏，则尚需探查其他血管（如肠系膜上动脉、胃左动脉等）以发现其他肝脏供养血管。

（3）选择性胃左动脉造影。

①导管选择：RLG导管或类似形态导管、盘曲型导管均可。

②选择性插管：RLG导管成形选择至腹腔动脉后，缓慢下拉导管，利用导管头端向上的角度较易超选入胃左动脉，手推造影剂证实后即可造影。然后再根据肝动脉的走向，借助导丝即可进导管。事实上，只要注意到胃左动脉的起源，导管在腹腔动脉起始不远处寻找多能找到并成功插管。

③造影：造影剂注射速率为2～4mL/s，总量为10～20mL，摄片程序同肝动脉造影。

（4）选择性肠系膜上动脉造影：肠系膜上动脉在L_1椎体水平发自腹主动脉前壁，向前下方走行。通常较腹腔动脉开口低1cm左右，但变化幅度较大，可以紧贴腹腔动脉到其下3～4cm，偶可见与腹腔动脉共干。其选择性插管造影方法与选择性腹腔动脉造影相似。

3.压迫止血

所有操作结束后，退出导管、导管鞘，同时以皮肤进针点为起点向上用示指、中指及无名指（压迫穿刺点）压迫10分钟，然后绷带加压包扎24小时。

三、CT

（一）检查前准备

肝脏CT检查与腹部其他部位脏器相同：检查前需禁食4小时，扫描前嘱患者分段饮清水800～1000mL，以充分充盈胃腔。此外，检查前还需充分告知患者准备工作的必要性和重要性，同时，还需去除检查区域的高密度异物。

（二）平扫

平扫可了解肝脏的大小、形态、密度，明确有无病灶，观察病灶的数目、分布范围、大小和形态，及其对周围组织的侵犯等，以期明确诊断，并为增强扫描提供方案。另外，平扫可很好地显示肝内钙化灶，如肝内胆管结石、血吸虫病肝内钙化、肿瘤钙化等。平扫的范围应包括整个肝脏，通常从膈顶部开始扫描。

（三）增强扫描

增强扫描可显示平扫不能发现或可疑的病灶，并根据病灶的强化特征进行鉴别，可清晰显示肝内血管解剖、肝门结构及肝内胆管扩张。一次注入造影剂后，可以获得全肝动脉期、静脉期和平衡期的扫描图像，利用多期扫描可以观察肝脏及肿瘤的血流动态，对肝脏肿瘤的检出、定性诊断及鉴别诊断有很大的帮助。

目前均通过团注造影剂的方法实现，采用高压注射器快速注射碘造影剂，选择增强造影的不同时期（动脉期、门脉期或延迟期）进行扫描，造影剂一般选用1.5～2.0mL/kg，注射速率2～3mL/s。

延迟时间的合理选择非常关键。当腹主动脉的强化已达到峰值，肝实质的强化尚未开始或很轻微，其CT强化值（增强后CT值减去增强前CT值）≤10HU，脾脏的强化开始，呈不均匀斑点或斑片状，标志着动脉期的开始。当主动脉的强化仍旧保持峰值状态或略有下降，而肝实质的强化＞10HU但≤20HU时，意味着动脉期的终止，此时脾脏的强化已经很明显，趋向均匀，这段时间为20～25秒。动脉期的延迟时间根据造影剂的总量尤其是注射速度的不同而不同。如总量按1.5mL/kg计算，注射速度为3mL/s时，动脉期的延迟时间为20～25秒；若注射速度为5mL/s时，动脉期的延迟时间为15秒。

门脉期即肝实质强化的峰值期，其起始时间也和动脉期一样，如造影剂总量按1.5mL/kg计算，注射速度为3mL/s时，门脉期的起始时间为60秒左右。由于肝实质强化的峰值期持续时间较长，约60秒，故有足够的时间完成全肝扫描。多数选择的门脉期扫描的延迟时间为60～75秒。

另外，许多生理因素和病理因素也可影响肝脏强化的程度和强化峰值出现的时间。生理因素如患者的性别、年龄、体重、心功能等，病理因素如严重的心脏疾患、肾功能不全、肝硬化等。因此在选择合理的扫描时间窗时，应考虑到这些因素，延迟时间可做相应的推迟，一般可推迟10～15秒。但每个患者的情况不同，因此双期出现的时间和强化峰值存在个体差异，这通常是无法预测的。Smart Prep智能软件可在注射造影剂后早期阶段内，运用低剂量曝光的系列扫描监视某个靶结构（如肝实质、门静脉、主动脉等）的强化程度，当达到或超过预先设置的阈值时即可开始全肝扫描，这样无需采用固定的延迟时间，避免因扫描时间窗的选择不当而影响增强效果，特别是临床上存在循环障碍和影响肝实质强化的因素时，肝脏强化程度和到达峰值的时间难以预料时，智能监测技术的应用更具意义。

四、MRI

（一）磁共振胰胆管成像

磁共振胰胆管成像（magnetic resonance cholangiopancreatography，MRCP）在许多胰胆疾病的非侵入性检查中发挥重要作用。MRCP最早在90年代初期提出，目前其成像的分辨率、信噪比及快速成像方面已有长足发展。MRCP主要利用重T_2效应成像，即腹部静止的充满液体的结构（具有较长的T_2弛豫时间）和相邻的软组织（具有更短的T_2弛豫时间）之间的T_2弛豫时间差异。在重T_2加权序列上，软组织由于T_2弛豫时间短，表现为低信号，而胆管树和胰管内静止或者缓慢流动的液体在MRCP上表现为高信号。

重T_2加权序列最初通过稳态自由进动（steady-state free precession，SSFP）梯度回波序列实现，后来长TE时间的快速自旋回波序列也被用于MRCP。衍生于快速自旋回波技术的一些技术，例如HASTE序列、快速恢复快速自旋回波（fast relaxation fast spin echo，FRFSE）、快速增强快速获取（rapid imaging with refocused echoes，RARE）技术，均可用于MRCP。为了减少呼吸运动的影响，可使用屏气或呼吸触发的扫描方式。从成像的方式来讲，可使用二维或三维的成像方式，其中三维成像可以提供更高的图像信噪比。同时各向同性的扫描也允许进行三维多平面重建及最大强度投影重建，从而可在各个不同的方向上进行直观观察。同时上述加速技术、并行采集、压缩感知技术等的应用，可更进一步的缩短MRCP成像时间，使得三维成像在临床上更加方便。

（二）弥散加权成像

弥散是水分子随机运动的物理过程，这种运动在组织中一般受到细胞膜的限制。活体组织内的水分子运动包括血管内快速移动的水分子（灌注）及一般细胞内或者细胞间隙中的移位较慢的水分子（弥散），其中后者由布朗运动引起。组织内水分子的弥散一般通过一对外加梯度磁场来测量；这对梯度磁场可让水分子中的质子自旋去相位又复相位。外加梯度磁场下质子自旋沿梯度方向去相位后，由于弥散运动，在第二个梯度场的作用下并没有完全复相位，从而导致测量到的信号强度衰减。水分子弥散越快，信号衰减越大。因此水分子的弥散表现为弥散加权成像（diffusion weighted imaging，DWI）图像上的低信号。Stejskal和Tanner首先描述了用于观察和测量水分子弥散的MRI实验。他们通过在180°重聚脉冲的前后施加梯度磁场脉冲来观察弥散。他们应用的序列实际上是标准的T_2加权成像序列的一个变形，然而单个弥散加权图像只能测量沿该弥散梯度磁场方向的弥散。肝脏DWI成像通常是通过三个方向的三个弥散梯度磁场（x, y, z）来测量，从而提供平均弥散加权图像。

单次激发自旋回波平面回波成像（echo planar imaging，EPI）结合脂肪抑制是DW-MRI最常用的序列。TR的设置应该大于2500ms，至少应该是典型转移病变的T_1的3倍。为了改善图像质量，通常使用短TE。为了加快扫描速度，一般使用较小的矩阵（通常为128×128），因此其图像内在空间分辨率低于其他序列的图像。

通过设置不同的梯度磁场强度可以得到弥散加权轻重程度不同的DW图像。梯度磁场强度（或者其持续时间）用b值来表示，单位为s/mm^2。扫描开始时可以获得一个b值为0的序列，也就是不应用梯度磁场，这个图像与T_2加权抑脂图像信息相似，不含弥散的信息。然后扫描一个使用低b值（$b<100s/mm^2$）的DWI，接着再扫描一个使用高b值（例如$b=800s/mm^2$）的DWI。在临床实践中，由于正

常肝实质的T₂弛豫时间相对较短（1.5T时约46ms，3.0T时约24ms），用于临床成像的b值通常不宜高于1000s/mm²，更高b值的DWI常常信号太低，会接近噪声水平。DWI可以在屏气时进行，也可以选择在自由呼吸时采集多次信号来减少呼吸运动的影响。自由呼吸DWI可以结合呼吸门控。心脏跳动可以导致肝左叶水分子自旋失复相位，从而产生伪影。当屏气时，b值越高，伪影越多，并导致肝左叶ADC测量值过高。通过心电门控可以减少这种伪影。单位时间弥散距离大的水分子质子（例如血流）信号强度在小b值（100~150s/mm²）时就快速衰减。非0的低b值（b<100s/mm²）DWI图像存在"黑血"效应，使血管呈现低信号，这样可以提高位于暗血管附近的病变的显著性，有助于病灶检出。相对于b值较高的图像，低b值图像呈现出更高的信噪比，并且受到伪影的影响较小。而当使用较高的b值（例如，b>500s/mm²）时，与正常肝脏相比，弥散距离小的水分子质子（如肿瘤细胞内的水分子）的信号衰减相对较少，在弥散受限区域表现为高信号。

大多数MRI设备都可以进行DWI扫描而不需要专门的硬件。DWI的采集速度相对较快并且不需要注射造影剂。DWI越来越多地应用于肝脏，其在肝脏肿瘤诊断中的优势如下：

（1）有助于提高病变的检出率和诊断效能，如检出亚厘米级别的小肿瘤。

（2）可以预测和监测肿瘤治疗效果。但是DWI在区分实性良恶性肝脏病变中的作用有限，通常需要额外的增强MRI序列。

常用的拟合b值和DWI图像信号间关系的数据模型有单指数衰减模型（mono-exponential decaymodel）和双指数衰减模型（bi-exponential decay mod-el）。ADC值按照单指数衰减模型拟合两个或者两个以上的b值：$ADC = \log_e(S_0/S_1)/(b_1 - b_0)$。目前b值没有统一的标准，0~800s/mm²或者0~1000s/mm²的b值应用较多，50~800s/mm²的b值也有应用，其中b=50s/mm²时图像的T₂加权对病变诊断有一定优势；图像黑血的效果比较明显，血液信号被抑制以后，计算出的ADC可能在一定程度上剔除灌注效应的影响。按照单指数衰减模型，ADC值拟合用的三个b值包括0、50s/mm²、800s/mm²。表观弥散系数图（apparent diffusion co-efficient map，ADCmap）显示的是每个像素的ADC计算值，可以直观地反映组织弥散特点。ADC值通常以$\times 10^{-3}mm^2/s$为单位。DWI图像上水分子弥散越快的区域信号越低，而ADC图上水分子弥散越快的区域信号越高。通过在 ADC 图上绘制感兴趣区（region of interest，ROI），可以得出 ROI 中 ADC 的平均值或中位数。ADC 值决定于计算它们的方法和 b 值的选择。如上所述，如果 ADC 像素图由 b = 0 和低 b 值计算而得到，这样的 ADC 图融合了灌注和弥散两种效果。而如果 ADC 像素图由两个较高的 b 值计算而得到，其 ADC 图主要表达的是弥散效果。用于 DWI 的最优 b 值仍然存在争议，因此计算 ADC 的方法在不同的研究中有很大的差异。为了有助于比较，可以将用于计算 ADC 的 b 值附在 ADC 旁。例如，若用 50s/mm²、200s/mm²、400s/mm² 的 b 值来计算 ADC，可以将 ADC 表述为"ADC（b = 50、200、400）"。

（三）肝脏脂肪磁共振测量技术

磁共振波谱成像（MR spectroscopy，MRS）是脂肪定量分析的传统标准。在3.0T磁场下，脂肪（甘油三酯）具有多个频率，其主要频率在距离水峰420Hz（1.46ppm）处，并且多个不同脂肪峰值的总和构成了脂含量。质子密度脂肪分数（proton density fat fraction，PDFF）为脂肪内的氢质子密度与所有移动氢质子密度之比。MRS法获取PDFF的准确性和重复性良好，其缺点是信号采集非常耗时。

与水比较，人体内的脂肪纵向和横向弛豫时间较快。近年来，超过3个回波（通常在6~12之间）的多回波化学位移编码（multi-echo chemical shift encoded，MECSE）GRE序列常用于定量PDFF。这些序列利用水和脂质子的化学位移，通过校正一些主要混杂因素（T_1偏离、噪声偏离、T_2^*衰减效应、脂肪波谱的复杂度以及涡流的影响），利用迭代计算即可以获得相应的水像、脂肪像、同相位像、反相位像，进而得到脂肪分数图。通过不同回波之间的信号衰减，可获得组织的T_2^*图像。PDFF定量的拟合模型应考虑脂肪谱的多个频率。T_2^*在不同回波之间的衰变可以让PDFF定量复杂化，尤其是肝脏有铁过量沉积时。多回波信号拟合模型可量化脂肪并评估T_2^*衰减。利用T_2^*评估来校正PDFF量化中T_2^*弛豫影响。此外，由于肝脏T_2^*与铁沉积量有关，T_2^*也可同时应用于肝脏的铁定量。但是铁含量过高时会导致GRE序列中的信号极低，因此严重铁过量会干扰肝脏中PDFF的量化。

PDFF采用低翻转角、多回波、多峰模型方法及包括T_2^*和涡流补偿，在一次呼吸屏气的时间内提供肝脏内脂肪沉积的准确和可重复的定量评估。量化结果可由伪彩图显示，并同时获得相应的T_2^*/R_2^*、水、同相位、反相位和脂肪图像。通过脂肪分数伪彩图，可以直观地观察肝脏中的脂肪量，并方便地比较不同时间采集的图像。脂肪测量也可以在脂肪分数伪彩图上进行，既可以测量脂肪量，也可以展示肝实质中脂肪的分布情况。

第二节 门静脉高压症

门静脉高压症的临床处理已从手术治疗发展为可治愈大多数患者的内科和介入治疗，但手术仍对于一部分患者具有明显疗效，适合于肝外型门静脉高压症和肝移植患者。肝移植可以同时治愈肝的原发性疾病及其并发症。由于伴有胃肠道出血的患者通常会涉及手术治疗，很好地了解静脉曲张出血的病理生理学机制和治疗方案，对于外科医生来说是非常重要的。门静脉高压症本身不需要治疗，但当存在静脉曲张引起的出血风险，或发生诸如活动性静脉曲张出血，或者腹水之类的并发症时，则提示需要干预治疗。许多患者在接受治疗时开始会发生先兆静脉曲张出血，这往往需要在进行长期治疗计划前进行有效的治疗。目前在许多治疗方案中进行有效选择是可行的，因为这些方案中许多是有据可依的。这些方案包括：可以同时预防和治疗静脉曲张出血的药物治疗，内镜下注射治疗或曲张静脉结扎术；介入手段下经颈静脉肝内门体分流术（经颈静脉肝内门体分流术）以及手术治疗（手术分流和肝移植）。这些治疗方案的选择需要针对每个患者进行量化定制，并且考虑他们的综合适应性，包括任何潜在肝疾病的严重程度、当地医疗设备和专业技术条件。

一、临床表现

当患者出现急性静脉曲张出血时或检查肝脏疾病患者时可发现门静脉高压症。静脉曲张通常很容易在内镜下被诊断且患者将会随后接受系统的检查。肝脏疾病患者的临床表现是多变的，从非特异性乏力到进展期脑病伴功能代偿不全。进展期肝脏疾病的外部特征（如蜘蛛痣、肝掌以及腹水）很容易被发现，尽管许多患者缺少这些特征。脾大可能是体格检查中最有用的特征，尽管一些患者会具有扩张的脐静脉侧支循环（海蛇头）这样的典型表现。

二、影像学表现

对于疑似门静脉高压症的患者，多普勒超声检查是一项有用并且易行的首选影像学检查方法。脾的大小、肝实质状态、门静脉和肝静脉开放程度及通过血流速度都可通过这项检查来评估，且可推断是否存在静脉曲张。计算机断层扫描（CT）和磁共振成像（MRI）可在大多数病例中于术前详细显示血管解剖路径图，而不需要再进行侵入性血管造影术。

三、治疗

（一）静脉曲张的处理

食管静脉曲张出血的处理分为3个部分：对从未发生过出血的静脉曲张患者进行预防治疗（一级预防）；长期治疗已发生过出血的患者以预防再次出血（二级预防）；急诊复苏及急性出血的初步控制。尽管许多患者的急诊处理会在地级综合医院进行，但是患者可能需要被推荐去擅长肝病的专科中心或具备专门影像介入技术的医疗中心进行治疗。由于药物治疗用于大多数病例，下面将首先讨论这方面的治疗目的。

（二）门静脉高压症药物治疗的治疗目的

肝静脉压力梯度可准确反映窦型门静脉高压症中的门脉压力，且可通过肝静脉导管来简易测量。

最新研究表明，这些治疗效应指标也可提示门静脉高压症其他并发症的风险降低，这些并发症包括腹水、自发性细菌性腹膜炎及肝肾综合征。

1.食管静脉曲张

（1）静脉曲张出血的一级预防

所有肝硬化患者在首次诊断为肝硬化时应该接受静脉曲张筛查。对于首次内镜下提示Ⅰ级静脉曲张的患者，应该在12个月后进行内镜随访以检测是否发展为Ⅱ级或Ⅲ级静脉曲张。没有静脉曲张的患者应该在他们首次内镜检查后2~3年接受重新检查。

静脉曲张出血一级预防性治疗的主要药物是非选择性β-肾上腺素受体阻断剂（β受体阻断剂）。目前已报道了12项在这种情况下使用β-受体阻断剂的临床试验。

通过首次治疗前后检测肝静脉压力梯度检测可理想地评估一级预防性治疗的效果，其参考标准为肝静脉压力梯度检测降低到12mmHg以下或肝静脉压力梯度检测降低了基础值。然而实际上，肝静脉压力梯度检测的检测不需要经过专门的训练且可能对于评估一级预防性治疗并不划算。因此，临床医生需要面临这样一个问题：如何调整β-受体阻断剂的剂量以最大化治疗效果。以往的经验推荐，逐步增加剂量直至心率减少了25%，即小于55次/分，或发生低血压以及临床不耐受。这意味着β-受体阻断剂的最大剂量是根据它的$β_1$效应（心脏作用）和临床耐受来决定的。然而，门脉压力的降低来自于$β_1$和$β_2$受体同时被阻断，并且不一定与心率或血压降低有关。因此，在没有进行肝静脉压力梯度检测测量时，单纯根据临床耐受可能是决定β-受体阻断剂最大剂量的最有效替代标记物。

非选择性β-受体阻断剂之间似乎不存在优劣之分。然而，目前最新应用卡维地洛可增加β-受体阻断剂效应。卡维地洛是一种可同时激活非选择性β-受体阻断剂和$α_1$-肾上腺素受体阻断剂的药物。这种药物可以显著降低门脉压力，但会引起全身性低血压这样的不良反应。

与普萘洛尔相比，卡维地洛可以有效地使更多患者的肝静脉压力梯度检测值降低到预期水平（降低到12mmHg以下或降低了基础值的20%以上）。但是由于其具有低血压这样的不良反应，目前对如何使用卡维地洛还存在较大争议。然而上述研究表明，患者使用低剂量（12.5mg/d）卡维地洛时耐受良好。在实际过程中，卡维地洛通常起始剂量为6.25mg/d，维持剂量为12.5mg/d。

对于有些患者由于不良反应或者相对/绝对禁忌证（如哮喘）而不能耐受β-受体阻断剂（这些患者占总数15%~20%），硝酸酯类药物治疗是无效的，尽管这类药物具有降低门脉压力的功能。因此，对于患者存在高风险静脉曲张（Ⅱ级或Ⅱ级以上）以及β-受体阻断剂禁忌证，曲张静脉套扎术是唯一的选择。更具争议的是，一项meta分析表明，曲张静脉套扎术治疗比β-受体阻断剂对于一级预防更有效。然而，这项分析纳入了4项临床试验，其中只有2项是完整发表的。因此，有理由认为，暂且就费用和便利性而言，受体阻断剂仍是一级预防性治疗的首选。当然，曲张静脉套扎术治疗并不能降低门脉压力（因此没有必要在单独内镜曲张静脉套扎术治疗后测量肝静脉压力梯度检测），这将使患者具有发生其他门静脉高压症并发症的风险。

（2）食管静脉曲张再出血的预防（二级预防）

静脉曲张出血后，肝硬化患者需要接受两种方式的治疗。首先，他们需要接受紧急并积极的治疗以预防再出血；其次，他们应该接受检查以确认是否存在出血后的生理应激，因为这可能提示是否需要评估进行选择性肝移植。

内镜下曲张静脉套扎术或β-受体阻断剂治疗都可被选择用来预防食管静脉曲张再出血。

曲张静脉套扎术治疗也可同时改善生存和显著降低再出血发生率，它因为具有明显更少的并发症而优于内镜下硬化疗法。目前，对于药物治疗是否优于或劣于曲张静脉套扎术治疗还不清楚。许多有关再出血发生率的研究结果各不相同，但是所有对于生存情况的研究结果都大体一致。目前通常建议药物治疗联合内镜治疗，但是很难有证据提示这种联合治疗比单一治疗具有更好的效果。同样，联合使用硝酸酯类和β-受体阻断剂一直没有被证明比单用β-受体阻断剂或曲张静脉套扎术治疗更具有疗效。

再出血在药物治疗或内镜治疗时仍常见（两年发生率为30%～50%），对于这些情况应该推荐患者接受二线治疗。这将取决于相关病因学及患者的适应性和年龄。具体二线治疗包括经颈静脉肝内门体分流术、分流手术或肝移植。

（3）食管静脉曲张出血的治疗

静脉曲张出血是临床紧急情况，最优先的措施是在安全环境下（最好是在高危病房或重症监护治疗病房）对患者进行充分复苏。然后，气道保护是必要的，尤其是对于酒精中毒患者或那些正在戒酒的患者。随后的治疗以纠正低血容量性休克为主。治疗过程中应避免过度输血，因为这样会引起门脉压力回升，进而导致持续性出血或再出血。

早期治疗还应该包括在入院后使用血管活性药物（通常为血管升压素或奥曲肽）。一些随机对照试验表明，早期使用血管活性药物有利于内镜治疗、改善出血控制及降低5天再出血发生率。在诊断性内镜检查时，联合上述措施和内镜治疗可大约控制75%的患者出血。然而，在大多数临床研究中，急性静脉曲张出血时运用这种联合治疗方法，相比于单用药物或内镜治疗，并不能改善患者的总体死亡率。血管活性药物最佳持续使用时间目前还未确定且需进一步评估。目前推荐的是持续使用血管活性药物5天，因为这覆盖了最易发生再出血的时间段。

内镜治疗应该在诊断性内镜时进行，即在患者复苏后入院12小时内。然而，如果患者情况稳定，内镜治疗可延期到正常工作时间进行。目前有许多随机对照试验来评估急性静脉曲张出血时内镜治疗的模式。这些比较包括：内镜治疗和非内镜治疗、内镜治疗和血管活性药物治疗、内镜硬化治疗和曲张静脉套扎治疗、联合内镜治疗和曲张静脉套扎治疗，以及内镜治疗和经颈静脉肝内门体分流术。内镜治疗明显优于非内镜治疗。在两种内镜治疗方法中，曲张静脉套扎术应该作为治疗首选，因其明显具有更少的并发症（食管狭窄或食管溃疡形成）和更短的根治静脉曲张的治疗周期。然而，这两种治疗方法有可能在再出血率和死亡率上没有显著差异。同样，目前很少有证据支持静脉曲张出血的联合内镜治疗。然而实际上，有时候为了有利于治疗，内镜医师在一开始时会使用少量硬化剂来改善视野，以便放置套扎器来达到最终止血。如果内镜治疗不能控制出血，气囊压迫止血可作为明确治疗方案前的过渡治疗。实际上，这通常意味着二线治疗后会进一步尝试内镜套扎治疗。

2.胃静脉曲张

胃静脉曲张占所有上胃肠道出血原因的5%~10%，其最常见的原因是肝硬化门静脉高压症。胰腺病患者，尤其是炎症性胰腺病患者，也会发生脾静脉血栓并继发孤立的胃静脉曲张。个别研究报道食管静脉曲张出血患者在接受内镜治疗后（尤其是在内镜硬化治疗后）发生胃静脉曲张。胃静脉曲张出血的风险和食管静脉曲张出血的风险差不多，且有可能胃静脉曲张的药物治疗和食管静脉曲张的一级预防性治疗一样有效，因此，胃静脉曲张患者也应该将非选择性β-受体阻断剂作为一线治疗药物。目前还没有研究初步尝试在预防性治疗中应用内镜为主的治疗。

急性胃静脉曲张出血的治疗极具挑战性，其临床处理与食管静脉曲张的处理类似。血管升压素和奥曲肽可控制急性出血，而β-受体阻断剂可以作为有效的二级预防性治疗药物。三腔二囊管可能对控制连接处静脉曲张出血（1型或2型）起到一定作用，但对胃底或更低位置的静脉曲张出血疗效甚微。一些内镜治疗具有前景，但是相关的可靠数据稀缺。硬化剂治疗、注胶治疗、凝血酶治疗以及曲张静脉套扎治疗都已被报道。硬化剂治疗联合氰基丙烯酸酯在62%~100%的病例中被报道可有效止血，且静脉曲张的成功根治率为0~94%。

值得注意的是，所有接受上述治疗的食管/胃静脉曲张出血患者，除了接受临床治疗外，还应该接受质子泵抑制剂治疗以抑制胃酸分泌和预防并发症。这些并发症主要与胃酸和套扎器作用、注射位点及治疗相关性溃疡有关。

3.门静脉高压症胃病

门静脉高压症胃病的发生与肝硬化的严重程度密切相关，其在肝硬化患者中的总体发生率大约为80%。然而，急性出血的发生率很低。在长达18个月的随访时间中，只有约2.5%的患者发生急性出血，相关死亡率为12.5%，而慢性出血的发生率明显较高（12%）。普萘洛尔、奥曲肽和血管升压素因为其具有减少门脉血流的作用而被提出用于治疗PHG引起的急性出血。在一项随机对照试验中发现，普萘洛尔可减少门静脉高压症胃病引起的复发性出血。此外，尽管普萘洛尔对门静脉高压症胃病引起的出血具有疗效，但是经颈静脉肝内门体分流术仍被认为是挽救治疗反复PHG出血患者的首选。

（三）二线治疗

二线治疗包括经颈静脉肝内门体分流术这种侵入性较小的介入治疗和开腹手术治疗。开腹手术治疗可以是直接缝合出血静脉，或者是手术分流，或是最终进行肝移植。

1.经颈静脉肝内门体分流术

经颈静脉肝内门体分流术是一种创造门腔分流的非手术方法。其主要用途有两方面：一是治疗内镜或内科治疗不能控制的活动性静脉曲张出血；二是预防再出血。因此，经颈静脉肝内门体分流术在选择性和紧急情况下都能起到作用。经颈静脉肝内门体分流术还可适用于一些选择性病例，包括顽固性腹水、肝性胸腔积液、门静脉高压症胃病、巴德-吉亚利综合征（又称布-加综合征）及肝肾综合征。尽管在没有其他特殊适应证的情况下，经颈静脉肝内门体分流术一般不被用于肝移植术前，但是它可有利于门静脉高压症患者进行肝部手术或其他腹部手术。

经颈静脉肝内门体分流术是运用穿刺针从肝静脉向主要肝内门静脉分支进行穿刺。这条分流路线由血管内支架进行支撑。

尽管经颈静脉肝内门体分流术偶尔会发生严重甚至威胁生命的并发症，但大多数患者只发生极少或极小的并发症。简易的介入治疗可恢复并维持大多数狭窄或堵塞的分流通道，进而达到满意的第二通道开放。患者需要接受常规多普勒超声随访，且选择性接受静脉造影以治疗严重再出血前的静脉狭窄。正如任何分流术具有脑病风险一样，经颈静脉肝内门体分流术诱发脑病的风险在高龄、大口径分流通道及既往脑疾病或肝病进展迅速的情况下更高。肝功能极差的患者可能会因为门脉灌注的减少而恶化为肝衰竭。

经颈静脉肝内门体分流术因其较高的再介入率而与手术相比具有劣势，然而随机临床试验表明，H型门腔分流术和远端脾肾分流术与经颈静脉肝内门体分流术具有类似的总体生存率。但是，如果患者伴有进展更快的肝脏疾病或者可能未来需要接受肝移植，经颈静脉肝内门体分流术则通常作为优先选择。伴有更严重的肝脏疾病患者可能适合接受肝移植，但是经颈静脉肝内门体分流术可使这些患者平稳生存足够长的时间以利于今后肝移植手术的成功。此外，MELD评分可被用来估计经颈静脉肝内门体分流术术后的预期生存情况。

食管胃部或其他部位的静脉曲张会在开放的门静脉发生较难控制的出血，但是经颈静脉肝内门体分流术可较好地控制这样的出血。当患者身体条件太差以至于不耐受手术时，可考虑进行经颈静脉肝内门体分流术治疗。这些患者的死亡率更取决于他们的一般身体情况，而不是经颈静脉肝内门体分流术治疗。英国国家围术期死亡研究咨询委员会发现，经颈静脉肝内门体分流术术后30天死亡率为17%。在这项研究中，80%的经颈静脉肝内门体分流术术后死亡患者都是仓促情况下或者在静脉曲张紧急出血情况下接受经颈静脉肝内门体分流术。经颈静脉肝内门体分流术因为可直接进入门脉系统，所以可和静脉曲张栓塞术联用。这种联合治疗尤其适用于急性出血来进一步降低大出血的风险。减少肝外门体静脉分流也可改善流向肝内和经颈静脉肝内门体分流术的门静脉血流。在一些情况下，这可预防脑病发生以及帮助维持经颈静脉肝内门体分流术中的血流。

包含一些临床试验的meta分析比较了经颈静脉肝内门体分流术和内镜硬化治疗联合或不联合套扎治疗在预防复发性静脉曲张出血中的作用。一些临床试验中还包括了辅助性内科治疗。经颈静脉肝内门体分流术在预防再出血上更具有优势，但并没有改善总体死亡率。总体上，脑病更多地发生在接受经颈静脉肝内门体分流术治疗的患者身上，但并不是每项研究都是这种结果。在一些研究中，内镜治疗组的患者因严重复发性出血而接受经颈静脉肝内门体分流术来挽救生命。

目前普遍的共识是，内镜和内科治疗应该为一级治疗，而经颈静脉肝内门体分流术主要用于那些出血没有被内镜和内科治疗控制的患者。在出血被控制后，经颈静脉肝内门体分流术可有效地和内科治疗或者内镜下静脉曲张根治术联合使用。随后，就没有必要进行长期经颈静脉肝内门体分流术检测和再次介入治疗。

当静脉解剖允许导管置入时可采用其他方式来控制静脉曲张出血。当出现开放性胃肾静脉连接时，亚洲国家目前主要使用陈旧的胃静脉曲张球囊闭塞术来代替经颈静脉肝内门体分流术治疗。

2.手术选择

20世纪70年代初内镜下硬化治疗引入前，实际上门静脉高压症的主要治疗方法为手术。手术方法有多种，从食管横断联合血管离断术到门体静脉分流以及最新的肝移植。当静脉曲张出血患者符合移植指征时可选择肝移植作为治疗方案。

血管离断术在日本一直很流行，但是在西方国家极少被使用且目前已广泛被经颈静脉肝内门体分流术所取代。

（1）门体分流术：用于门静脉高压症的不同分流手术也许是外科医生独具匠心的最好证明。随着分流时代的过去，大多数外科实习生将不会再见到分流手术，这可能因为分流手术目前只仅限用于一部分选择性患者。这些患者主要是非肝硬化性门静脉高压症患者及居住在医疗条件落后地区的患者。然而，一些医疗单位仍保持着对分流手术强烈的兴趣，经验丰富的外科医生和优秀的团队是急诊分流手术成功的保障。

分流手术分为选择性手术和非选择性手术。前者具有较低的肝性脑病发生率，但是控制急性出血的效果较差。目前比较流行的两种主要手术分别为远端脾肾分流术和运用小口径H型人造血管置入门腔静脉或肠腔静脉进行分流。直接门腔静脉吻合术对于降低门静脉压力最有效，但是最易引起脑病发生，并且小口径H型人造血管的优点是它具有选择性且可以维持门脉血流通过。一项单中心随机临床试验比较了这种分流方式和经颈静脉肝内门体分流术。入组该项研究的指征为：硬化剂治疗或套扎治疗失败的静脉曲张出血患者，以及不愿意接受上述两种治疗方法的静脉曲张出血患者。研究过程中发现不断有新患者入组，这提示继续进行二线治疗的标准很低。研究结果表明，与经颈静脉肝内门体分流术组患者相比，分流手术治疗组的患者具有更高的30天死亡率，但是能更好地长期控制其出血情况。需要承认的是，经颈静脉肝内门体分流术置入所需的专业技术和随后的监测方案在各个治疗中心之间是变化的，以至于在解读研究结果时需要考虑到这可能反映了当地的治疗偏好和专业技术。目前可以被证实的是，分流手术使肝硬化患者的术后死亡率较高，即使在专业治疗中心，这项数据对于Child C级的患者也高达26.1%。此外，进展期肝脏疾病患者的五年生存率很低，而分流手术会因诱发肝性脑病而造成额外的负担。

目前的证据表明，常规分流手术对肝硬化患者没有作用。对于选择肝移植的患者，应该避免进行分流手术，因为这会显著增加手术的风险。如果内镜和介入治疗失败，可推荐在远离肝门的部位进行脾肾或介入下肠腔分流手术。

（2）肝移植：随着肝移植预后的改善和广泛应用，其已成为许多静脉曲张出血患者的决定性治疗方式。然而，对于围急性出血期的患者而言，肝移植效果较差。此外，还有许多相关食管并发症的报道，包括移植患者在最近接受内镜治疗时发生穿孔。因此，尽管近期有出血史或再出血的高风险会影响到是否优先考虑进行移植，但还应更多地将潜在肝脏疾病的严重程度考虑到肝移植的适应证中。

1997年，基于代偿性慢性肝脏疾病自然病程的研究结果，制订了肝移植最低入选标准以利于手术的顺利进行。最低标准如下：①预期1年生存率小于90%；②Child-Pugh评分大于或等于7（B级或C级）；③或门静脉高压症出血；④或任何Child-Pugh评分下发生自发性细菌性腹膜炎。这些指征的根据是：未接受肝移植治疗患者的预期结局要明显差于那些接受肝移植治疗患者的结局。这表明失代偿性肝硬化患者的预后明显较差，如丙肝人群中这类患者的5年生存率从91%显著降低到50%。自发性细菌性腹膜炎会在这些患者中引起不良预后，一项研究表明其1年生存率从66%降低到38%。尽管有许多治疗方法可用于复发性静脉曲张出血，但是肝移植是其唯一的决定性治疗方式。

一般来说，任何能够配合治疗的患者和能够移植术后5年预期生存率至少达到50%的患者应该考虑接受肝移植。是否进行肝移植需要由包括一名经验丰富的肝病学家在内的多学科综合治疗团队来决定。目前，MELD评分广泛地用来入选适合肝移植的患者。对MELD小于15分的患者进行移植，相比于入选名单上的患者往往会造成更差的预后，并且对这些患者进行移植并不能充分利用有限的器官储备。

3.二线治疗的选择

（1）非肝硬化患者：最容易考虑治疗方案的人群是那些非肝硬化患者。当这些患者接受药物或内镜治疗失败后，手术分流则可作为治疗选择。对于那些门静脉血栓患者，可推荐进行远端脾肾静脉分流术，因为这种手术具有保留脾的优点。对于伴有开放门静脉的非肝硬化患者，根据当地专业技术情况决定是选择门腔分流手术还是远端脾肾分流手术。

（2）肝硬化患者：显而易见的是，如果患者具有适合肝移植的可能性，那么他们应该在首次出血被控制后接受肝移植的术前评估。如果出血不能被控制，他们应该考虑接受紧急经颈静脉肝内门体分流术介入治疗，然后再考虑接受肝移植手术。不适合肝移植的患者可能适合经颈静脉肝内门体分流术，前提是他们没有明显的脑病（因为经颈静脉肝内门体分流术会加重脑病）。一旦成为移植适应人群（伴有并存疾病的高风险患者及因为酗酒而不配合治疗的患者被认为不适合接受分流手术），则潜在适合经颈静脉肝内门体分流术治疗的患者相对极少。毫无疑问，当移植不能作为治疗选择时，患者需要考虑接受分流手术（前提是他们的肝功能为Child A或B级）。

（四）腹水的处理

尽管其确切机制尚存在争议，腹水仍是门静脉高压症的一个常见特征。通过一些内科治疗、手术及介入方法可以有效治疗慢性肝脏疾病的腹水。如果腹水进一步发展，则应检查是否存在细菌性腹膜炎、门静脉血栓或肝恶性肿瘤。腹水的主要治疗包括限制钠摄入及利尿剂治疗。如果上述治疗未起作用，患者则应接受常规腹腔穿刺以抽取大量腹水，且同时静脉注射20%的人体白蛋白。尽管腹腔静脉分流术可有效控制腹水，但是会引起一些潜在风险，包括弥散性血管内凝血、败血症及心力衰竭。这种治疗方法相比于大量腹腔穿刺引流没有明显优势，且不适用于准备肝移植的患者。难治性腹水是肝移植评估的一项适应证。

经颈静脉肝内门体分流术也可有效控制内科治疗无效的腹水，但许多这样的患者伴有进展期肝脏疾病且预后不良。经颈静脉肝内门体分流术的直接风险是加重肝衰竭和肝性脑病，因此在进行经颈静脉肝内门体分流术之前应该征求资深肝病学家的意见。高龄患者及肾功能不全患者在接受经颈静脉肝内门体分流术治疗后情况更糟，且如果严重腹水患者适合肝移植，那么移植手术可能是比经颈静脉肝内门体分流术更好的选择。如果患者肝功能较好且伴有不对称腹水，尤其是那些肝脏疾病可以改善的患者（例如可通过戒酒来改善肝功能），他们对经颈静脉肝内门体分流术耐受较好。一些研究已证明经颈静脉肝内门体分流术比内科治疗联合腹腔穿刺更有效，但是患者的选择是至关重要的。一些研究已经表明，腹水患者接受经颈静脉肝内门体分流术治疗后生存情况和生活质量都有所改善，然而其他一些研究并没有发现这些情况，手术分流由于其高围术期死亡率和脑病发生率而不再推荐用于顽固性腹水的治疗。

第三节　胆石症

通常将胆囊结石分为3种：胆固醇结石、混合性结石或胆色素结石。仅有20%的胆囊结石是纯粹的胆固醇和纯胆色素结石，混合性结石是胆固醇结石的变种，因为它们通常含有超过50%的胆固醇，约占欧美国家胆结石的80%。化学分析显示，混合性结石由1个连续光谱的结石组成，而不是3个相互独立的结石类型。

一、临床表现

胆石症的临床表现与结石的位置有关，不同位置的结石有不同的临床表现。

（一）胆囊结石

局限于胆囊内的结石可以表现为急性胆囊炎、胆绞痛、反复发作的轻微胆绞痛引起的慢性复发性腹痛，或通常称为胃积气消化不良的一系列模糊的症状。

胆囊壁的病理检查所见和临床特征之间的关系不是很大。通常情况下，急性胆囊炎呈现锐性的、恒定的右上腹疼痛，这种突发的、频繁的疼痛往往早几年于进食后腹部不适出现。疼痛在刺激或运动后进一步加重，常常放射到背部或右肩胛骨顶端，并与恶心、呕吐或食欲缺乏相关，可能持续数天。实验室检查提示毒血症。腹部检查见右上腹软，典型的墨菲阳性体征可被引出。大多病例可以触及炎性包块，这是由于水肿的、增大的胆囊被周围的网膜包绕的结果。一旦临床上出现高热、心动过速、心肺功能受损伤的体征，将明显提示胆囊积脓形成。弥散性的上腹部腹膜炎体征是胆囊穿孔的标志。黄疸表明存在胆总管结石，但需与胆总管炎性和水肿受压相鉴别（Mirizzi综合征1型）。

急性胆囊炎的胆绞痛与之相类似，但通常不受运动影响，并且仅持续几个小时。通常在进食油腻食物后出现并会自行缓解。胆结石引起的慢性疼痛常归咎于"胃积气消化不良"，其特点是餐后饱胀、嗳气、恶心、反胃等。胆结石患者常有家族史，这有可能是胆结石发生的诱因。那些胃积气消化不良或胆绞痛反复发作的患者实验室检查几乎无任何异常。

（二）胆总管结石

胆囊切除术后出现一段时间右上疼痛，胆总管结石的可能性较大。然而，大多数的胆总管结石因为无症状而不易被发现，常在胆囊切除术后或胆总管结石并发梗阻性黄疸、胰腺炎、逆行胆管炎感染时才被发现。腹痛与梗阻性黄疸是由于胆结石嵌于胆总管下段，需与恶性肿瘤相鉴别。除了尿中存在胆红素和大便灰白色外，梗阻性黄疸还可引起瘙痒和脂肪泻。体格检查通常不能扪及胆囊，而是出现胰腺炎的特征性表现。一旦胆道逆行感染将会出现黄疸伴有寒战和发热。患者颜面潮红、心动过速、血压下降是菌血症或败血症的表现。

二、影像学表现

（一）超声

胆囊结石因大小、形态、数量以及化学成分不同，声像图表现多样，如同时具备胆囊结石的3个典型声像图特征：强回声团、伴后方声影、随体位改变可移动，即可确诊。超声表现主要取决于结石的理化结构，主要有下列3种：

（1）结石仅在前方表面显示出半弧形狭窄的强回声带，形如指甲盖，后方全部为声影。这种结石属混合性结石，剖面呈内外两层结构，内层化学成分以胆固醇为主，外层为胆色素且70%左右有钙化。

（2）结石1/3～1/2的部分得到显示，呈现出残月或半月形后移行为声影，这种结石多属胆固醇结石，剖面构造为放射状。部分外层胆色素伴钙化者较少的混合性结石也可表现为残月形结石。

（3）结石的全貌基本显示出来，后方伴声影。这种结石在剖面构造上表现为两层、多层或无结构，化学分类包括胆色素钙结石或由胆色素、碳酸钙、磷酸钙等多种无机物组成的黑色结石等。

几种特殊类型的结石的声像图表现：

①充满型结石：自声束侧由浅至深分别可见到：高回声的胆囊壁→与胆囊壁走行一致的强回声带，此即充满胆囊腔内的小混合性结石→宽大的声影区，遮掩了胆囊轮廓和胆囊腔。这种颇具特征的声像图称为"WES征–囊壁结石声影三合征"。如果结石紧密填充胆囊，则只见由胆囊壁和结石共同构成的一强回声带及其后方声影。需要与瓷器样胆囊鉴别。

②堆积型结石：众多直径10mm以下的小结石堆积在胆囊腔内，结石的部分或全部得到显示，或可分辨出单个结石的轮廓，或因结石集合紧密而呈块状，后方均移行为宽声影带。这类结石的化学分类可以是混合性结石、胆色素钙结石和黑色结石等。

③泥沙样结石：也称胆泥，是比堆积型结石颗粒更小的结石，宛如大量泥沙堆积在胆囊体底部，呈均质的高~等回声，内可见斑点状强回声，结石全体多可显示，后方声影不明显甚至缺失。诊断泥沙样结石首先须排除旁瓣现象造成的伪像，可以通过变换扫查部位和切面方向等加以识别。如确有堆积物，除了是真正的细小结石外，还可能是胆汁淤积（如长期接受静脉营养者）、浓稠的胆汁、胆囊积脓，定期随访观察胆囊内容物的变化也有利于最终的诊断。

④壁内结石或附壁结石：结石生长在胆囊壁内或嵌入于黏膜皱襞内，表现为胆囊壁上一个或数个仅几毫米的强回声斑，后方伴随的不是声影而是一逐渐变细的高回声带，又称彗星尾征，这是一种人工伪影现象（多重反射）。结石不随体位的改变而移动，胆囊壁多有增厚。

（二）X线

胆囊结石仅10%~20%表现为X线平片所见的阳性结石。典型的胆囊阳性结石表现为右上腹大小不等的类圆形、环形或不规则高密度影。右上腹部其他结构和器官的病变也可以产生各种钙化阴影，必须予以鉴别，其中以肾结石最为多见。胆管结石在平片一般难以显示。

（三）CT

胆结石因成分不同在CT上表现不同，CT值与胆固醇含量呈负相关，与胆红素和钙含量呈正相关。根据CT值，胆结石可分为高密度（CT值＞25HU）、等密度（CT值0~25HU）、低密度（CT值＜0）3种类型。胆结石的CT值测定可以大致反映其化学成分，CT值低的结石多为胆固醇类结石，高者多为胆色素类结石。CT值一定程度上可为体外震波碎石、药物溶石等不同治疗方法提供参考依据。目前，双能量CT扫描对结石化学成分的分析很有帮助。高密度胆囊结石平扫容易显示，表现为单发或多发，圆形、多边形、环形或泥沙样高密度影（图3-1）；等、低密度结石在CT图像难以显示。胆管结石以高密度结石多见。肝内胆管结石呈点状、结节状或不规则状，与胆管走行一致，可伴相应胆管扩张。胆总管结石时常引起胆道梗阻，其上方胆管扩张。胆石症的患者多合并胆囊炎，可伴相应的CT表现。

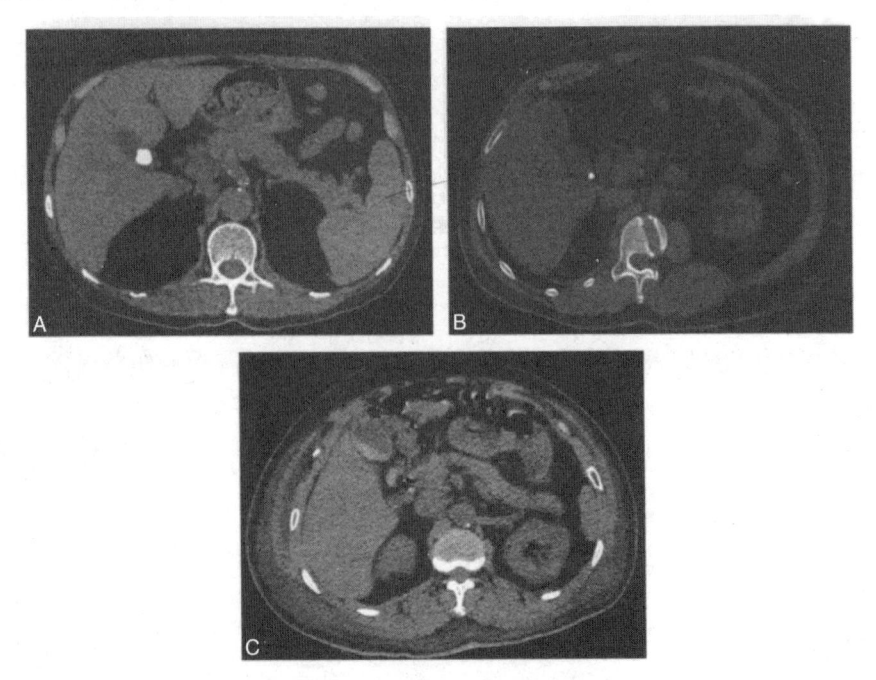

图3-1 不同形态的胆囊结石
注：CT图像上胆囊腔内见类圆形、不规则或泥沙样高密度影。

(四) MRI

胆系结石在T_1WI和T_2WI上通常均表现为信号缺失，呈低或无信号，也可表现为混杂信号，部分胆系结石在T_1WI上可表现为明显高信号。目前研究认为，胆系结石的信号改变除与结石中的脂质成分有关，也和结石中的大分子蛋白有密切关系。MRCP是磁共振水成像技术的一种，由于其无创、无需造影剂、简便快速，在胆道系统的检查中应用很广泛。MRCP可显示整个胆道树，可为胆系结石的大小、数目、梗阻部位和梗阻点上方的胆管扩张程度提供可靠的诊断依据，辅助临床治疗决策。MRCP显示的扩张胆总管下端呈倒杯口状充盈缺损，为胆总管结石的典型表现。术前MRCP定位对胆管结石的手术治疗有重要意义。

三、胆囊结石的处理

(一) 无症状的结石

对于无症状的胆囊结石患者是否一定要做手术切除胆囊仍存在许多争议。美国的一项研究观察了无症状胆囊结石患者的自然病程，经超声确诊为胆结石的患者被纳入一所大学的健康保健计划中。其调查结果显示，只有2%的患者因为每年出现胆绞痛或较轻的胆囊炎症状经检查后发现胆囊结石，并没有出现更严重的并发症如黄疸、脓胸、严重的胆囊炎等。Mc-Sherry和Glenn的调查发现，只有10%的无症状结石患者在未来大约5年中出现症状，而只有7%的患者需要手术治疗。虽然胆结石无疑可以增加胆囊癌的患病风险，但是在该研究中，691例无症状的胆结石患者中只有1人最终因为癌症而接受外科手术治疗。要阐明胆囊结石和胆囊癌的关系还有待更多的研究数据。

最近瑞典的一项人群调查发现，胆囊切除术后平均15年患食管腺癌的风险较之前有微微增加，是标准化发病率的1.29倍。可能的原因是胆囊切除后增加了食管暴露在胆汁下的机会。

更多的随机调查研究表明，手术仍然是有症状的胆结石最好的治疗措施，但对于高龄患者，保守治疗需在考虑范围内。

（二）胆结石的非手术治疗

1.溶石法

在20世纪70年代初，人们对用溶解剂治疗胆石症表现出极大的兴趣。溶剂主要是鹅脱氧胆酸（CDCA）。溶解治疗胆石症的先决条件有：有功能的胆囊、多发小结石（其与溶剂接触时有更大的总表面积，而不像数量较少的大结石）和X线透亮的结石（提示为无钙或无钙杂质的纯胆固醇结石，而含钙结石阻碍溶解）。对于大多数患者来说，要达到疗效的时间是漫长的，通常以6~12个月之后超声检查发现结石消失作为治疗有效的判断标准。治疗的不良反应包括腹部绞痛、腹泻和偶尔的肝功能异常。乌索脱氧胆酸盐（UDCA）和鹅脱氧胆酸（CDCA）一样可有效溶解胆结石。

2.碎石术

碎石术成功治疗肾结石使人们想到用相同的方法进行胆结石的治疗。早期的碎石机浸泡在大水缸中，后来很快被更小的设备所代替。这种设备通过一个充满水的缓冲垫接触小范围的水。然而，胆道解剖使其不能像肾结石一样重复地观察到胆结石的存在。进出胆囊的胆汁和多个胆结石的存在都有可能是该技术失败的因素。Ahmed等报道，接受碎石术的胆结石患者有45%需要后续的胆囊切除术治疗，因此，碎石术只能在内镜无法取出结石时采用。

（三）胆结石的手术治疗

1.开腹胆囊切除术

在腹腔镜胆囊切除引进以前，开腹胆囊切除术治疗胆石症的手术死亡率已经下降，许多文章报道手术死亡率低于1%。胆总管探查使开腹胆囊切除术的风险增加了4~8倍。比较北美和欧洲中心的研究发现，12%~14%患者有并发症发生，在多伦多有8.6%的患者要进行胆管探查，而在日内瓦有17.9%要进行胆管探查，胆管探查发生率分别为61%和73%。增加术后死亡率的风险因素包括高龄、急诊入院、3个月内再次入院、出院次数多。该研究还表明，只有18%的患者术后死亡与胆结石或手术有关，而心血管或呼吸系统疾病造成的死亡占48%。

关于开腹胆囊切除术损伤胆管的发生率尚不十分明确，现有的调查数据表明每300~1000名手术患者中仅有1人会发生胆管损伤。损伤的原因主要是未仔细解剖胆管和对胆管解剖位置认识不足，虽然解剖异常或病理变化确实会增加胆管损伤的风险，但是值得注意的是，一项瑞典的调查报告提示，年轻的女性、之前未进行任何手术治疗的苗条女性胆管损伤的风险最大。

Bates等对区域综合医院在1980—1985年接受胆囊切除术的一组连续患者进行了详细分析，把年龄和性别进行匹配，无胆囊结石的作为对照组，结果表明，胆结石患者胃积气胀消化不良更频繁，但和同一时期对照组相比，手术能显著减少症状的发生。在胆囊切除术后1年，有不少于34%的患者仍会出现腹痛，35位患者回院检查，无一例发现有胆管残留结石。多因素分析表明，术前胃肠胀气和持续疼痛时间较长是术后不良事件的危险因素。

2.小切口胆囊切除术

在腹腔镜胆囊切除术问世前几年，小切口开腹胆囊切除术曾风靡一时，即所谓的微创开腹胆囊切除术，这样有助于减少开腹手术的创伤。

目前已有少数对照试验，有些人认为腹腔镜胆囊切除术优于其他术式，另一些则认为小切口开腹胆囊切除术更好。最近的1次随机试验再次证实，尽管腹腔镜胆囊切除术操作时间较长，但是操作数量仍保持平稳的上升。

该技术依赖于拉钩在外科医生的手不进入腹腔的情况下显露胃底。术中可以进行胆管造影，但是多数报告中并没有进行造影。笔者有限的自身经验表明，要观察胆囊管与胆总管的位置，术中胆管造影的方法并不能和腹腔镜手术相比。小切口开腹胆囊切除术胆管损伤的确切发生率不明，不能等同于大切口开腹胆囊切除术。

3.腹腔镜胆囊切除术

尽管缺乏随机对照试验，但是采用腹腔镜技术进行胆囊切除术的热情依然不减，其主要原因是患者满意，腹腔镜可以减轻术后疼痛并能早期恢复正常活动，可以提供良好的手术视野而受到外科医生的青睐，腔镜手术时可以清晰地看到胆囊和胆道系统，可以缩短住院时间而受到医疗服务提供者和购买者的喜欢,．这可以极大地节约住院费用。

（1）有症状的胆结石：所有有胆结石症状的患者，只要他们的心肺功能可以耐受，都可以采用腹腔镜手术治疗。在所有需手术的患者中，有95%的患者可以用腔镜完成手术。肥胖、急性炎症、黏连和之前有手术史的均可行腹腔镜手术治疗，但需要术者熟悉腹腔镜技术才能完成手术。孕妇和肝硬化患者行腹腔镜胆囊切除术已经被广泛地报道。欧洲7个中心的大数据统计显示，在一项对1236例患者行腹腔镜胆囊切除术中，有96%的患者成功完成了腹腔镜手术，仅有4例患者胆管损伤，无术后死亡，中位住院天数为3天，中位恢复正常活动时间仅为11天。

（2）急性胆囊炎：担心腹腔镜胆囊切除术在治疗急性胆囊炎时可能会增加感染播散或损伤胆管的风险显然是不必要的。有几个大宗病例报道显示，虽然腹腔镜术中胆管损伤和中转开腹手术的发生率仍然比开腹胆囊切除术高，但是它的操作过程是成功和安全的。在一些困难的病例中，要改善胆囊三角的显露需要额外置腹腔镜套管或调整腹腔镜套管的位置，使用倾斜视角的镜头和合理安置钻孔的位置。对肿胀或发炎的胆囊进行减压有可能提高手术的成功率。

（3）日间腹腔镜胆囊切除术：在世界范围内，门诊开展腹腔镜胆囊切除术在术前要做好患者选择、改进技术，并改善患者术后疼痛、恶心和呕吐等症状。

（4）针孔镜胆囊切除术：这种技术是使用一个2mm或3mm器械和一个3mm腹腔镜。一项随机调查研究表明，慢性胆囊炎患者使用该技术治疗可以减轻疼痛，手术的瘢痕也会更小。

腹腔镜胆囊切除术仍在不断发展，如多端口技术、减少端口的尺寸和仪表改进。目前还没有证据表明单孔腹腔镜技术的优势在哪里，但是由于受损的人体工程学性能，可能会增加切口疝的发生率。

（5）胆管损伤：欧洲和美国的多中心研究报告并没有证实使用腹腔镜胆囊切除术会增加胆管损伤的发生率，其报道胆总管损伤的发生率为200～300例手术中有1例。苏格兰西部正在进行一项腹腔镜胆囊切除术的前瞻性研究：48名外科医生分别对5913名患者行腹腔镜胆囊切除术，其结果显示，37例有胆管损伤。大部分胆管损伤的定义为损伤大小超过胆管直径的25%，肝总管和胆总管被横断，或术后发生胆管狭窄。在37例胆管损伤患者中，有20例是按此定义分类的，胆管损伤的发生率为0.3%；还有19例患者术后才发现胆管延迟损伤，虽然有人向笔者提出术中胆管造影在检查胆管损伤时没有作用，但是值得注意的是，仅有8.8%的患者做了术中胆管造影。在这项为期5年的研究中，胆管损伤的年发病率在第3年最高为0.8%，最后一年下降到了0.4%。一份超过10万例手术的meta分析报道，胆管损伤的发生率为0.5%。

4.胆囊造瘘术

对于治疗前急性胆囊炎症状未缓解的患者，在开腹胆囊切除术极有可能会损伤胆道系统的情况下可进行胆囊造瘘术。胆囊造瘘术可在局部麻醉下进行，造瘘后可行胆囊减压取出结石，并留置引流管。随着急性胆囊切除术可以安全地施行，胆囊造瘘术已经成为一种不常采用的术式。这种术式目前常常在超声或CT引导下经皮穿刺进行，用于心肺功能不能耐受长时间手术的年老体弱者和凝血功能异常禁忌手术者。当碰到一个困难的腹腔镜胆囊切除术时，中转开腹的风险仍然很大的情况下，行胆囊造瘘术的价值不是很大。在这种情况下，可通过插入一个5mm的套管，重新插入的一个新的trocar将引流管直接插入胆囊中。

5.胆囊次全切除术

如果胆囊与肝致密相连或者在胆囊三角位置存在大的血管，胆囊管已经清晰确认或通过造影确认的情况下，可结扎切除胆囊管后，将胆囊后壁完整留在肝表面。这种情况最有可能出现在肝硬化门静脉高压的患者中。

6.术中胆管造影（Intraoperative cholangiography，IOC）

关于术中胆管造影益处的辩论已经从开放手术时代持续到腹腔镜手术时代。

（1）常规IOC：许多外科医生在行开腹手术前常规做胆管造影，但是在腹腔镜胆囊切除术时放弃造影，因为他们认为腔镜手术造影比较困难。在西澳大利亚的一项大宗人群研究中，Fletcher等得出的结论是术中胆管造影对预防胆囊切除术并发症的发生有保护作用。在一项超过150万例医保患者行胆囊切除术的大型研究中，Flum等证明，那些术中行胆管造影的医生胆管损伤的发生率比不行胆管造影的医生低，而当不使用胆管造影后这种差异就消失了。笔者认为，术中胆管造影在腹腔镜胆囊切除术中发挥着重要作用，不仅可以检测胆总管结石，而且可以明确胆管的解剖，因为胆管损伤的严重程度似乎远远大于腹腔镜手术。腹腔镜胆囊切除术中行胆管造影的时间是比较短的。因此，不应在一些较为困难的手术病例中学习术中胆管造影，而应该是腹腔镜胆囊切除术中进行的常规操作，但术中仍需要仔细解剖胆囊壶腹和接近胆囊部位的胆囊管。通过解剖这些结构的前方和后方，移动胆囊（有时称为"标志"技术或"关键视图"）可以使外科医生能够看到胆囊后面，从而最大限度地减少对肝门部结构的损伤风险。常规IOC还有助于外科医生成功探查胆总管。

（2）选择性的IOC：有数据支持在开腹和腹腔镜胆囊切除术中做选择性的IOC。腹腔镜胆囊切除术中常规胆管造影意外发现石头的概率仅有2.9%，术中因为不做造影而造成残余的胆总管结石引起症状的患者只有0.30%。选择何种胆管造影取决于术前调查的预测值。许多研究已经调查了胆总管结石的危险因素，多因素分析表明胆总管的直径增加和多发（>10个）胆结石是显著的独立影响因素。

四、胆总管结石的处理

胆总管结石的自然史是很难预测的。在一项前瞻性研究中，调查1000个有症状的胆囊结石患者，发现有73%的患者有胆总管结石的体征，但是术中并未发现有胆总管结石，因此认为术中操作时，结石可能已经掉到胆管下段去了。

胆总管内形成的原发性胆管结石通常是由于壶腹狭窄、胆管狭窄、憩室或损伤的胆管蠕动所致。对于这种情况常常需要根据具体的情况和患者的年龄，选择做胆肠吻合术。行胆总管切开取石及T管引流术治疗原发性胆管结石，复发率高达41%。对于高年资的外科医生而言，尽管担心有发生长期胃肠反流的可能，但是腹腔镜胆总管十二指肠吻合术仍是一种选择。

继发性胆管结石来源于胆囊内结石，多发生在胆囊切除术前2年之内。在接受手术治疗的有症状的胆囊结石患者中，大约有12%的患者有胆总管结石。他们当中有90%以上的患者有诸如黄疸、胰腺炎、肝功能异常等术前症状，但其中5%~10%的患者除了术中胆管造影有阳性体征（如充盈缺损、胆总管末端充盈缺损、造影剂延迟或不流入十二指肠）之外，并没有胆囊结石征象。

如何处理胆总管结石目前仍然是一个有争议的话题。接下来，我们将按顺序讨论笔者认为处理胆总管结石最实用的方法。

（一）腹腔镜下经胆囊管胆总管探查

腹腔镜胆总管探查可以通过胆囊管或胆总管两种方式进行，使用的器械有纤维手术器械和影像引导下的金属丝网篮或球囊通过胆囊管或胆总管。对于通过胆囊管途径探查胆总管，加强对提高这一技术的重视是因为容易关闭，不必增加体内缝合技术；另外，其术后恢复类似于单纯胆囊切除术。通过胆管造影仔细评估胆总管的直径和石头的位置来决定最佳方式是必要的。

笔者早期首选的腹腔镜探查方法是使用C形臂影像增强机，C臂机具有可动性特点，可以提供多角度的动态图像透视。我们使用的是5.5Fr和70cm长的无线不透射线的尼龙导管，这种导管尖端柔软，底部有端孔和侧臂，侧臂连接到一个注入造影剂的导管。当打开胆囊管插入胆管造影导管时，如果未看到胆汁回流是一个信号，这是可挤压胆囊管向后拉伸使在胆总管里的石头能挤出来，而不是将它们推起进入胆总管中。进行胆管造影，注意观察胆囊管和胆管直径、结石的数量、结石的大小，以及它们在胆道系统的分布情况。如果胆总管结石的大小适合通过胆囊取出，结石的数量不是很多，这样经胆囊胆总管取石的成功机会较高。清除结石时使用的是一个75cm长的取石器（Cook，Wilson-Cook Medical GI Endoscopy Inc，North Carolina）。取石篮管尖端应位于套管末端内，以避免在管道穿孔。一旦套管末端在C臂机影像帮助下进入胆管，取石筐向前插入结石，把结石圈套在取石筐里面，经由胆囊管向外拉取出结石。一开始先去除近端结石是有用的，避免在十二指肠里打开取石篮筐或通过壶腹时拉出打开的取石篮筐很重要。任何嵌顿的结石可置入一个4Fr Fogarty导管，越过石头，球囊充气膨大后将导管撤出。嵌顿结石取出失败时，需要行胆道镜检查并行碎石术治疗。

在传统开腹手术中，术后留置T形管使胆总管减压，直到胆汁可以通过壶腹并确认无胆漏。大多数腹腔镜经胆囊胆总管探查未报道常规放置胆总管引流，常规会放置肝下引流。

（二）腹腔镜胆总管切开术

将近有35%的患者在进行腹腔镜胆总管探查时会失败，那么接下来我们将考虑行胆总管切开术。胆总管切开术的唯一绝对禁忌证是胆总管直径小于8mm。另外，我们还需注意，近1/3的患者会出现自发性的胆管结石，而胆管较小将增加患者的患病率。所以，腹腔镜胆总管切开术适合经验丰富的医师操作。

一旦腹腔镜取出了胆总管中的结石，那么置入T形管或者是在壶腹部放入支架都是可行的。因为置入T形管或是放置支架可以明显增加术后胆汁的引流，从而降低胆总管压力。由于壶腹部是最容易受到石头冲击的，因此壶腹部已行撑开手术的患者和胆管炎患者，放置肝外引流是必需的。

（三）传统胆总管切开术

要想成功进行胆总管探查，只能通过一个适当大小的胆总管切开以取出明显的石头和进行胆道镜检查。由于许多外科医师报道大部分患者并没有残余结石，因此开放性胆道镜手术在20世纪70和80年代逐渐下降，大概从10%降至1.2%。在一开始的近端胆总管探查中，如果有扩张，通常能看到数段胆管。一旦我们确定上段胆管通畅，那么就能检查远端胆管了。必须要看到壶腹部的结构后才能退出胆道镜。一旦发现石块，就可以通过取石网将石头取出，直到胆管通畅。胆总管可以放置或者不放置T形管。对于经验丰富的医师，后面的步骤不是必需的。但对于经验不足者，这有助于确定术后胆管的通畅性以及无须进行再次手术就能检查。

随着腹腔镜胆管探查技术的进步，最重要的区域就是在由大的胆管结石和慢性胆囊炎形成的Mirizzi 2~4型侵袭区域。用剩余的胆囊壁重建胆管或胆肠旁路时，最好的方法就是开腹手术。

（四）内镜逆行胰胆管造影（Endoscopic retrograde cholangiopancreatography, ERCP）

随着腹腔镜胆囊切除术的出现，ERCP和内镜下括约肌切开术（Endoscopic sphincterotomy, ES）成为胆总管结石的常用取石方法，尽管腔镜技术并未广泛普及。此外，随着ERCP和ES技术的应用，在进行胆囊切除术时并不要求进行胆总管造影。腹腔镜胆总管探查无论采取哪种方法，在处理胆囊结石或胆管结石时都具有优势。

人们普遍认为内镜取石是胆囊切除术后患者的首要选择。另外，对于有些高危患者，如急性胆源性胰腺炎和急性胆管炎患者，当患者胆囊存在时同样适用。笔者认为，当经胆囊管胆总管探查失败时，ERCP同样可作为一种选择，但不宜是所有胆总管结石的首选方法。括约肌切开能够清除90%~95%患者的结石，而内镜下取石的成功率为85%~90%，有经验者成功率更高。将近10%的患者会出现并发症，常见的并发症包括出血、急性胰腺炎、胆管穿孔和十二指肠后端穿孔，但死亡率不到1%。但是随着基础疾病严重程度的不同，其30天死亡率最高可达15%。对于结石直径小于15mm的患者，乳头括约肌扩张术相较于切开术能够降低死亡率。内镜下去除胆总管结石的常见困难包括解剖异常等，如壶腹部憩室或之前接受过手术。结石直径大于15mm或者是肝内结石、胆管狭窄近端结石，同样增加了结石取出难度。辅助技术包括机械碎石、冲击波碎石或者化学溶解。据报道，虽然这些方法能使80%的患者去除结石，但是它需要多次治疗以及接下来的ERCP去石。在进行腹腔镜胆总管探查前行ERCP取石，从而避开开放性取石（会显著提高死亡率）。因此，ERCP常用于之前接受过手术的高危患者以及某些年轻的胆总管结石患者。在腹腔镜时代，可以依据当地的内镜以及腔镜资源和专业技术，采取相应的管理策略。

1.ERCP支架置入

将近有5%的患者取石不完全或是无法取石，经鼻支架置入能够降低胆管压力和防止远端胆总管结石嵌顿。这种方法能够提高临床患者的身体条件，直到患者能逐渐达到内镜完整取石。胆道内支架置入能够降低昏迷或者不配合患者鼻导管脱落或移位的风险。虽然几个月后，支架可能会阻塞，但在支架旁边仍有胆汁通过，另外，支架的存在能够避免胆总管下段结石形成。在术前准备时，如果患者出现黄疸，那么支架置入是必要的。从长远来讲，胆管炎反复发作时易继发性形成胆汁性肝硬化。因此，在完整施行手术前应该仔细考虑患者的身体状况。

2.术前ERCP

对于有些患者来说，在进行了MRI或是CT扫描检查后，ERCP可以作为术前清除胆总管结石的一种方法。这种方法的优点是在进行手术前就能将石头取出。ERCP作为一种探查可疑结石的手段，患者无须进行成像检查手段且避免了不必要的内镜检查。

一项随机研究表明，术前进行括约肌切开与开腹胆囊切除和胆总管探查并没有显著差异。尽管如此，ERCP和ES仍然是胆总管结石最受欢迎的治疗方法，越来越多的外科医师不愿意行手术胆总管探查而倾向于依赖ERCP。

胆囊切除术仍需常规排除胆总管结石，除了那些条件太差或不适合麻醉的患者。据推测，在进行ERCP或ES后仍保留胆囊，则会有近47%的患者会再次出现胆管事件，大部分仍需再次施行胆囊切除术。

3.术中ERCP

近年来有几项报道显示该技术取得了成功，但大部分中心并不认为有必要行此项检查。

4.术后ERCP

如果术前不怀疑结石，那么在IOC下进行腹腔镜胆囊切除时同样能够进行检查；如果外科医师无法进行胆管探查，那么在术后行ERCP发现胆总管结石称为术后内镜检查。这种方法将大大减低常规ERCP的检查次数和术前ERCP的选择性检查。这样的话，只有很少的ERCP未能清除结石的患者需要再次手术。如果是经验丰富的医生进行腹腔镜胆总管探查，那么ERCP只需要在少部分失败的患者中进行。最近有随机研究表明，这种方法是安全有效的。

目前为止，ERCP的精确性还有待明确，且很可能决定于专业知识和实践水平。对于胆囊切除术后怀疑有胆总管结石的患者，大部分流程图显示这种方法是可以进行的。

保留直径小于5mm的结石仍存在争议。一项小规模试验在进行33个月的随访后发现，有近29%的患者出现症状，但经ERCP治疗后基本都能解决。

第四节 肝胆损伤

一、肝脏创伤

（一）肝损伤的分类

肝损伤的严重程度由轻微的被膜裂伤（伴或不伴肝实质损伤），到广泛性肝叶段损伤并发肝门静脉或腔静脉损伤不等。美国创伤外科协会通常采用的肝外伤分级法，最初于1989年由Moore和其同事制订，并于1994年修订（表3-1）。肝外伤的分级依据影像学、术中发现或尸检报告等方面进行评估。若存在肝多发性损伤时，在原程度之上再进一级。Ⅰ级或Ⅱ级肝外伤划定为轻度，发生率为80%~90%，通常较少或无须行手术治疗；Ⅲ~Ⅴ级肝外伤划定为重度，可能需要手术治疗；Ⅵ级则生存率极低。Schweizer等基于这种分类方法建立了肝损伤患者管理体系，建议对于轻度损伤患者行非手术治疗，将手术治疗选择性应用于更合适的患者群体。

表3-1　美国创伤外科协会采用的肝外伤分级法

分级		描述
Ⅰ	血肿、裂伤	位于被膜下，<10%肝表面积包膜撕裂，实质裂伤深度<1cm
Ⅱ	血肿、裂伤	位于被膜下，10%~50%肝表面积实质裂伤直径<10cm，深度1~3cm，长度<10cm
Ⅲ	血肿、裂伤	位于被膜下，>50%肝表面积或仍在继续扩大；被膜下或实质内血肿破裂；实质内血肿>10cm或仍在继续扩大实质裂伤深度>3cm
Ⅳ	裂伤	实质破裂累及25%~75%的肝叶或单一肝叶内有1~3个Couinaud肝段受累
Ⅴ	裂伤、血管损伤	实质破裂累及75%以上肝叶或单一肝叶超过3个Couinaud肝段受累近肝静脉损伤，即肝后下腔静脉/主要肝静脉损伤
Ⅵ	血管损伤	肝撕脱伤

注意：Ⅲ级或以下者如为多处损伤，其损伤程度则增加1级。

患者的初步评估和管理应按照美国创伤外科委员会制订的高级创伤生命支持（ATLS）指南进行，首先应关注患者的气道、呼吸和循环。保证气道通畅后，建立静脉通路，开始行液体复苏。

（二）影像学表现

根据美国创伤外科协会（AAST）制定的外伤程度评分标准将肝损伤分为6级，Mirvis等在AAST肝损伤评分标准的基础上制订了CT分级标准，共分为5级，分别为Ⅰ级：包膜撕裂，表面撕裂<1cm深，包膜下血肿直径<1cm，仅见肝静脉血管周围轨迹；Ⅱ级：肝撕裂1~3cm深，中心和包膜下血肿的直径为1~3cm；Ⅲ级：撕裂深度>3cm深，中心和包膜下血肿的直径>3cm；Ⅳ级：大的肝实质内和包膜下血肿直径10cm，肝叶组织破坏或血供阻断；Ⅴ级：两叶组织破坏或血供阻断。分级在判断患者的预后和治疗方案的选择方面有重要的价值。据外科文献报道，有86%的肝外伤病例在手术探查时已停止了出血，而影像学检查能准确判断肝外伤的部位、范围、肝实质损伤和大血管的关系、腹腔积血的量，为外科医师决定手术还是保守治疗提供重要的依据。

1.肝挫伤

肝实质内局部组织充血、水肿及微血管内血液外渗，或因梗死引起肝细胞水肿和坏死。CT表现为界限模糊、形态不规则的斑片状较低密度区。肝挫伤是肝损伤中常见的CT表现，门静脉周围轨迹征也可认为是其表现之一。常与肝撕裂伤、肝内血肿、肝包膜下血肿等其他类型肝脏损伤同时存在。若为肝脏损伤中唯一征象，则可认为是最轻型的肝损伤，一般于2～5天内可以完全吸收。

2.肝撕裂伤

肝撕裂伤是肝实质损伤的最常见类型，可为单一或多发，多发撕裂可认为肝粉碎性破裂。CT表现为不规则线样或分支状低密度影，边缘模糊，也称为"熊爪状"撕裂。肝断裂、碎裂时，肝表面包膜破裂，肝组织明显裂开甚至错位。撕裂分为浅度（撕裂部位距肝脏表面的距离<3cm）和深度（撕裂部位距肝脏表面的距离>3cm），深度撕裂可以延伸至门静脉并伴有胆管的损伤。肝门附近的深度撕裂或肝内双重供血血管的完全撕裂可导致肝脏部分血供的中断，增强扫描可见楔形的低密度区延伸至肝脏外周，没有强化。撕裂伤及S7段后上份即肝裸区时可出现下腔静脉周围的腹膜后血肿和肾上腺血肿。1～2周后复查，撕裂裂隙边缘逐渐清晰，病灶逐渐变小，部分病灶可完全吸收。

CT上了解撕裂的部位、程度以及撕裂和静脉及细胆管的关系非常重要。肝断裂、碎裂时必然会造成肝实质、胆道系统及血管的损伤，故常采用手术治疗。若保守治疗，易引起复发出血、感染、胆汁瘤等并发症，此时利用CT追踪病情变化和并发症的发生非常必要。对于肝脏断裂、碎裂损伤患者，在条件允许下最好行CT增强扫描，如果断裂的肝组织强化好提示血液供应良好，将很快愈合；若无强化则说明该肝组织失去血供，不仅愈合时间长，还有可能发生坏死。增强扫描可清晰地把肝脏受损区域和轮廓显示出来，还可帮助判断肝组织血运情况，对了解其预后有重要意义。若发现造影剂外渗的征象，提示肝脏血管受损且正在急性出血，可能需要紧急介入栓塞治疗。

3.肝内血肿

肝内血管断裂，血液聚集局部形成类圆形、不规则形的高密度或等密度区，单发或多发。大部分病灶周围绕以低密度环或伴有肝挫裂伤，等密度血肿可在周围低密度病灶的衬托下显示出来（图3-2）。随着时间延长，血红蛋白分解，血肿密度降低，有的吸收消散，有的形成低密度囊腔。

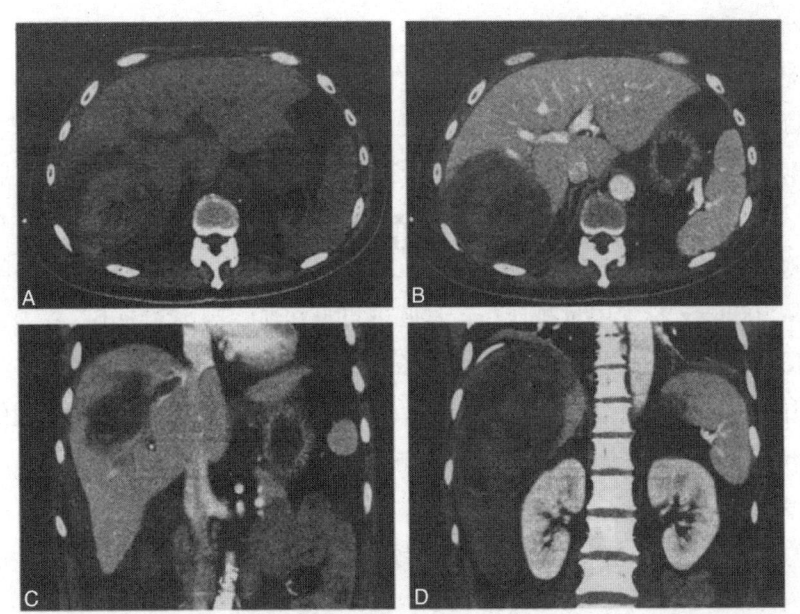

图3-2 肝右叶撕裂伤并肝内急性血肿、肝右静脉血栓、肝周积血

注：A.CT平扫示肝右叶类圆形高密度血肿灶，边缘见环状低密度带；B.CT增强示病灶未见强化；C.肝右静脉内低密度充盈缺损影；D.局部右肝包膜欠连续，肝周见弧形高密度影包绕。

4.肝包膜下血肿

CT表现为肝周包膜下新月形或双凸形低密度或等密度区，伴有局部肝实质受压变平，部分可表现为葱皮样混杂密度影，增强无强化。肝包膜下血肿密度取决于出血量及出血时间，若血肿新鲜，CT值接近于肝实质，随着时间延长，可转化为低密度或水样密度。如无再出血，则随着时间的延长，血肿的密度逐渐降低，单纯的包膜下血肿在6～8周后可以消失。肝包膜下血肿可作为肝损伤的唯一征象。

5.门静脉周围轨迹征

文献报道，其出现率达62%，有18%的病例以此为唯一征象。它是肝内三角区小血管破裂出血，沿着围绕肝三联的结缔组织鞘蔓延所致，也可能是伴行淋巴管受损、受压导致梗阻、扩张、水肿或淋巴液外溢的结果。它是一种隐匿性近肝门处肝损伤的征象，为肝挫裂伤的表现之一CT表现为门静脉及其分支周围有管状低密度影，长轴断面上呈树枝状轨道征，横断面上呈环形影，增强扫描后图像显示清晰。

6.腹腔内积血

肝破裂时腹腔内积血积液发生率高，主要见于肝周间隙、肝肾间隙，文献报道出现率约61.2%，在无其他腹腔脏器损伤的前提下均见于合并肝被膜损伤的肝破裂。其出血量与肝脏损伤成正比。Federle等认为腹腔内积血仅存在于一个解剖间隙时，有100~200mL，称为少量积血；存在于两个以上解剖间隙，有250~500mL，称为中量积血；若盆腔内可见积血，则＞500mL，称为大量积血。Meyer等认为积血量＜250mL可保守治疗。目前有报道称血流动力学稳定时，即使有大量腹腔积血也可保守治疗。尽管临床处理有争议，但积血量的判断对临床治疗方法的选择及预后有一定指导意义。

7.邻近脏器损伤及其他合并伤

包括脾、肾、胰、胃肠道、胸部及颅脑创伤并多发骨折。

（三）肝损伤的手术治疗

1.一般治疗

液体复苏后，若肝损伤患者的血流动力学指标仍不稳定，应采取手术治疗。手术成功的重要条件有：充足备血、血小板、新鲜冰冻血浆和冷沉淀，重症加强治疗。必要的诊断设备以监测探明可能的并发症。上述仅是理想状态，通常肝损伤患者起初就诊于非肝胆外科专业医师，或者科室内无相关设备。在这种情况下，外科医生施行手术的目的是在不引起并发症的基础上控制出血。

2.切口选择

长正中切口广泛应用于急诊剖腹探查术。此切口的优点是迅速、易向近端（正中胸骨切开术后入胸腔）或远端延伸。将正中切口变成T形切口或Y形切口易于显露肝。T形切口即在原正中切口基础上于右侧加一横向切口；Y形则加一右侧胸廓切开术切口，某些情况下切口需延伸进入胸腔。胆漏经保守治疗无效需行手术治疗或后期行病灶清除术时，入肝切口可选肋缘下切口，同时肋缘回缩可提供极佳的视野。

3.术中评估

一旦开腹，应清除积血和血块，并用纱垫填塞。全面系统的剖腹探查术可确诊腹腔内损伤。肠穿孔时应立即缝合以减少腹腔污染。严重肝出血时，通常首选纱垫直接加压以控制出血,其他可行方法包括暂时性指压小网膜游离缘(Pringle法)、双手压迫肝、指压腹腔干以上主动脉等。此时应注意,在进一步评估肝损伤之前,应保证麻醉医师充分补充血管内容量,稳定血压。若未经充分复苏就评估肝损伤,可能会造成再失血,加重低血压和酸中毒。

随后轻轻移去纱垫,以详细评估肝损伤类型和程度。应注意被膜下血肿可能掩盖缺血组织,肝实质裂伤可能并存部分胆管损伤。手术前,部分肝损伤将自行停止出血。若仍有活动性出血,可采用Pringle法,出血较少时用无损伤血管钳持续压迫,必要时夹闭血管钳,注意避免损伤胆总管。正常人肝组织可耐受入肝血流阻断多达1小时,而对于有损伤的肝组织,其耐受缺血的能力受损。若阻断肝门血流后仍有出血,应怀疑腔静脉损伤或异常血管解剖。此外,应适当阻断出肝血流。有经验的肝脏外科医师可分离肝上段下腔静脉,游离肝周韧带,于肝静脉周围放置血管吊带以阻断肝血流。

4.肝周纱垫填塞法

若出血难以控制,患者病情不稳定,出现凝血障碍或代谢性酸中毒,无法耐受长时间手术时,可行肝周填塞。即"损伤控制性手术",其理念是快速肝周填塞,可用Bogota袋或其他方式关闭腹部切口,将患者转移至ICU继续复苏、复温。纠正代谢紊乱后,将患者送至手术室或转移至专科中心再次手术探查。

填塞加压法广泛应用于临床,从术者操作层面讲,需注意纱垫不能塞入肝实质,以免造成肝实质边缘撕裂引起出血。操作时,按顺序沿肝周放置干纱垫或单卷纱布,于近肝实质处直接对出血口进行人工填塞。多数外科医生仅行单纯皮肤缝合,因移走纱垫后,筋膜可自发性闭合。纱垫的存在加之肠道大面积水肿,可能导致伤口缝合困难。若遇到这种情况,可置入补片以防止肠活力及局部供氧受损,避免压迫性肝坏死。

肝周填塞法的主要并发症可分为早期和晚期。早期并发症包括未控制性出血。即使伴有腔静脉或肝静脉损伤的患者,发生再出血也较为少见,因此填塞法能有效控制出血。填塞法可能损伤腔静脉,临床上可通过监测腔静脉压力避免此并发症。填塞法主要的晚期并发症是感染和多器官功能障碍。考虑到脓毒性并发症的发生,建议尽早取出肝纱垫。Nicol等报道,93例行肝填塞的患者中,因早期再出血而需要再剖腹探查进行再次纱布填塞的时间为24小时,而不是48小时及以上,与肝相关性并发症或腹腔内积液的发生率持平。此外,肝周填塞也是静脉用抗生素的指征。

5.外科止血方法

视野内可见的血管出血能够结扎缝合、夹闭或修复以止血。超声刀分离暴露出血管的同时可切除损伤及失活的肝实质。电凝也可以用于止血，这种情况下，氩气刀的作用更加明显，其以氩电子束形式传播透热电流，无须接触肝表面即可产生痂皮，相较于传统电凝，氩气刀的优点在于仅造成少量肝组织坏死，并降低医院手术野污染的可能。某些采用纤维蛋白胶作为辅助治疗方法，其安全性值得担忧。有报道称，将纤维蛋白胶用于肝深度裂伤可能导致致命性低血压。近年来，据报道重组因子Ⅶa可作为肝损伤的辅助治疗方式，然而对于该药物的安全性及有效性仍需进一步研究。

缝合肝时采用可吸收缝线，并用大号弯曲钝头针联合止血软垫进行缝合。这种方法可用于缝合近肝实质裂开的伤口，探及损伤深度，从而控制出血。缺点是血管可能持续性出血，导致腹腔内血肿，可能探测不到胆管损伤，缝合本身可引起继发出血、组织缺血或肝内胆管损伤等。

大网膜可作为带蒂皮瓣填入肝实质损伤部位，有助于防止肝实质内低静脉压所致的渗出。有报道称，可吸收的聚羟基乙酸和聚乳酸共聚物制成的肝周网片可用于治疗肝实质损伤。若疑有近腔静脉或肝静脉损伤时，则禁用。网片包裹的好处在于能发挥肝周填塞加压的优点，最突出的一点是，由于网片包裹不增加腹内容积或腹内压力，关腹容易，肺、肾功能损害较小，因此这种情况并不需要常规行再次剖腹探查术。然而对于血流动力学指标不稳定的患者，由于网片包裹所需时间较长，这类患者更好的治疗方式是肝周纱垫的快速填塞，而且网片技术的临床经验普遍不足。

6.病灶切除清创缝合术

这一术式要求清除无活力的肝组织至正常肝实质界限。切除缘选择应根据损伤缘而非解剖结构所示。最佳时机为损伤后48小时，此时坏死组织局限，可同时行清创术并移走纱垫。病灶切除清创缝合术的要点是"非解剖界限"，可能显露部分胆管。肝周暴露的损伤胆管应及时缝合或结扎，以防止术后胆漏，这种并发症的最佳防治方法并非经内镜行胆管支架，而应提前预见并避免。

7.解剖性肝切除术

严重肝损伤患者行肝段切除术在临床并非普遍适用。其临床实践的困难在于可能伴发休克、凝血障碍及其他脏器损伤。通常认为解剖性肝段切除仅作为其他治疗方式无法充分止血时的选择，如肝深度裂伤合并大血管或胆管损伤，此时常伴血流供应阻断或肝大静脉出血。

8.选择性肝动脉结扎术

肝动脉结扎术应用并不普遍，当前文献也少有提及。当其他手术方式未获成功，松开肝血管仍有持续性出血时，才考虑此术式。当其他控制出血方式未获成功、选择性结扎失败、控制肝蒂可以有效止血时，才采用肝动脉结扎。肝动脉结扎术常见并发症为急性坏疽性胆囊炎，若结扎肝动脉主干或肝右动脉，应同时行胆囊切除术。

9.肝损伤累及肝静脉或肝后下腔静脉的处理

Pringle法未能控制出血时，应考虑是否合并某些严重损伤，这时采用系统性诊断方法极为重要。未经深思熟虑即轻易移动肝可能引起出血、空气栓塞及肝实质破裂。此外，需注意解剖性血管变异可能是持续出血来源。例如，起自胃左动脉的肝左动脉的存在可能引起左肝出血，肝右动脉的变异可能引起右肝出血。最常见的解剖变异是肝右动脉的异常起源，发生率接近15%。原始肝右动脉发自肠系膜上动脉，直接向右走行，最后位于肝门静脉的后方。应考虑到此类解剖变异并予以排除。肝周填塞可减少或控制活动性出血。若排除血管变异后仍有持续性出血，则可能提示肝静脉或肝后下腔静脉损伤。这种类型损伤占肝损伤的10%，当前尚未对此类型损伤的治疗方式达成统一认识。在Pringle法的基础上，可夹闭下腔静脉或肝上段腔静脉以除外大血管损伤。在严重创伤时，夹闭腔静脉对血液回流有严重影响，因而不可夹闭腔静脉。建立静脉通路（通常经股总静脉分流至左颈内静脉或腋静脉）可维持静脉回流。Pringle法联合动脉-腔静脉分流术也有报道，此时肝为独立血供。

10.离体手术和肝移植

对于特别紧急情况下的严重肝损伤，全肝切除术可作为挽救生命的治疗方式。当供体肝缺乏时，可行暂时性门-腔静脉分流术。行全肝切除术及腔静脉小段切除时，止血可用肝素化橡胶管如Gott分流，重新搭建受损腔静脉。这种分流可在无肝期作为暂时性血供，据报道可维持18小时。但这一术式经验并不充足，由于具有一定治疗价值，小范围病例报告结果具有意义。

二、胆系创伤

非医源性肝外胆管损伤较为少见，且多由肝胆专科外科医师收治。与腹部钝性伤相比，肝外胆管损伤多见于穿透性伤。胆道损伤很少术前诊断，通常于剖腹探查中偶然发现。钝性伤所致的肝外胆管损伤很少合并门静脉或肝动脉损伤，这可能与血管长度及本身结构的弯曲、弹性有关。血管损伤特别是门静脉破裂出血，极有可能迅速造成死亡。

（一）胆道损伤的分类

胆囊是肝外胆道系统中最易损伤的部位。钝性伤所致的胆囊损伤可分为挫伤、撕脱伤、穿孔3类。胆囊损伤最常见的类型是穿孔。胆囊撕脱伤指胆囊部分或全部从肝区撕脱，但仍附着在胆管上，或者全部与邻近器官分离游离于腹腔。胆囊挫伤须在术中方能诊断，因而未见此类报道。胆囊撕脱伤的自然病程尚不清楚，但多认为不引起远期并发症。据临床观察，胆囊壁内血肿可能导致胆囊壁坏死继发穿孔。胆囊迟发破裂应疑胆囊挫伤所致。

胆管损伤根据损伤部位及横断程度（部分或全部）分类。部分胆管损伤指的是"切线"伤。穿透性伤可累及肝外胆道系统的任意部位。钝性伤最常见的损伤部位为胆总管汇入胰腺处及胆道汇合出肝处。由于这两个部位较为固定，因此易被损伤。

单纯性肝外胆管损伤非常少见。胆道系统损伤最常伴肝损伤，发生率近80%，其次依次是十二指肠、胃、肠、胰腺，合并血管损伤相对少见，其中损伤下腔静脉、门静脉较常见，肝动脉、肾血管或主动脉损伤则较少见。

（二）影像学表现

1.超声

对于外伤患者超声并不是首选的检查方法，但超声有助于评估胆囊壁厚度、腔内出血以及胆囊损伤患者的随访观察。超声对明确胆道损伤作用有限，但在肝内或肝周胆汁湖采取保守治疗者的随访中具有重要的作用。

2.CT

胆囊损伤影像表现常常被邻近其他脏器损伤所掩盖。急性胆囊损伤特征性征象有腔内和壁内血肿。胆囊塌陷（特别是空腹患者），伴胆囊底扭曲，提示胆囊可能穿孔或撕裂。胆囊壁增厚或模糊，高度提示胆囊壁损伤，但其无特异性。胆囊周围积液或弥漫性腹腔内积液常常可见，但并不一定是来源于胆囊，可能是由于邻近实质脏器损伤所致。胆囊腔内出现高密度，形成液液平面，提示损伤所致出血可能，但是浓缩胆汁、胆固醇或先前行CT检查所注入静脉内造影剂经胆道排泄也可出现类似的表现。完全性胆囊撕脱者较罕见，表现为胆囊腔内或胆道周围出血，胆囊游离，常伴有邻近腹水；对于动脉撕裂患者，增强扫描有时能看到造影剂在胆道周围外溢，从而证实有活动性出血。

对于胆道损伤患者，CT扫描可表现为肝周、肝下局限性积液，腹水，肝内积液形成胆汁湖，表现为片状、类圆形或不规则形低密度，同时合并肝脏撕裂或脾脏、十二指肠损伤。王茂强等报道了肝动脉化疗栓塞导致的胆管损伤影像表现，根据胆管缺血损伤程度不同，可将影像学表现分为3种类型：

（1）局限性胆管扩张。位于亚段肝管及其远侧、肿瘤病灶的邻近处，易误诊为新生病灶，其损伤的发生与超选择性亚段栓塞造成较小的胆管缺血和继发狭窄有关。

（2）多灶性胆管扩张。位于肿瘤周围或正常肝叶，见于肝多发性肿瘤TACE术后，缺血损伤累及段或亚段肝管。

（3）巨大分叶状或多房状囊腔。呈肝叶（段）分布，也可呈跨段分布，产生机制有两点：一是较大的胆管因缺血损伤后发生狭窄，远侧肝管继发扩张；二是局部胆管因严重缺血、坏死、破裂，胆汁在肝组织聚积，形成所谓胆汁湖或胆汁瘤。

3.MRI

有关MRCP在胆囊钝伤中的应用少有报道，与CT一样，可发现胆囊萎陷、管腔内出血或胆囊周围的液体，有报道应用MRI增强检查可显示胆囊壁的缺血。MRCP已广泛应用于医源性胆管系统损伤的评价，能够清晰地显示胆囊的大小形态位置，显示梗阻扩张或狭窄的胆管，以及部位等，还可正确地辨认损伤部位。虽然为手术提供了一定帮助，但在评估胆管损伤长度方面仍有欠缺，另外对于创伤性胆系损伤的评估仅有少量文献报道。近年来肝胆特异性造影剂增强MRCP为胆囊及胆管树的显影提供了新的方法，活动性胆瘘表现为造影剂外溢，或造影剂进入周围积液中，增强MRCP可显示胆瘘的位置及判断胆管损伤的类型，同时根据梗阻以下水平管腔内造影剂显影与否进一步评估梗阻的程度。对于胆管完全梗阻者，肝特异性造影剂MRI增强扫描可显示损伤局部胆管狭窄或截断，近端胆管扩张，远端胆管未见造影剂显影，增强MRCP不仅可清楚显示胆管树结构，同时可以评估胆管的排泄功能，是目前评估胆系功能的无创检查方法，然而其在临床中的应用并未完全开发，还需进一步的研究。

4.ERCP

文献报道ERCP对阻塞性黄疸定位定性的确诊率达95%，因此，ERCP对阻塞性黄疸的定位定性有决定性作用。胆管损伤的类型包括胆管横断、结扎、狭窄及胆瘘，可单独存在，也可几种情况同时存在。胆管横断、结扎在ERCP影像上均表现胆管"中断"，但ERCP不能显示损伤部位近端的胆管及胆管损伤的范围，此类胆管损伤（Bile duct injury，BDI）是胆管损伤的严重类型，但临床上较易及早发现，如术后出现进行性加重的黄疸或严重胆瘘，要考虑胆管结扎或横断，及时ERCP检查可为再次手术提供明确的治疗途径，但内镜在胆管结扎或横断上往往无计可施，必须再次手术。胆瘘是胆管损伤的常见类型，多在术后早期发生，胆（肝）总管瘘主要由于胆管侧壁部分损伤灼伤、误切所致，可伴有狭窄。胆瘘在ERCP影像上表现为造影剂溢出胆管，一旦明确存在胆瘘，即可行内镜下治疗。

（三）胆道损伤的手术治疗

许多肝外胆道损伤患者以出血性休克为临床表现，行开腹手术的必要性在于确定出血部位和控制出血。Dawson等认为此类患者在手术过程中有出血风险。胆囊损伤最好行胆囊切除术。行胆总管切开术时，对胆总管先行部分或全部横切，放置T管后，使用可吸收缝线（如4/0聚二恶烷酮）缝合。若疑有胆管挫伤，则不宜采用此法，因导管组织缺失或肝动脉损伤可能会增加晚期缺血性狭窄的风险。对于医源性胆管损伤患者，推荐采用更安全的Roux-en-Y肝空肠吻合术。

第四章 神经外科疾病

第一节 颅脑影像检查技术

一、头颅X线片

(一) 概述

1895年德国物理学家伦琴发现了X线,此后X线被用于人体疾病的检查,形成了放射诊断学。随着科学技术水平的不断提高,实现了常规X线摄影信息数字化。

数字化X线成像包括计算机X线成像(computed radiography,CR)和数字X线成像(digital radiography,DR),同其他数字化成像一样,数字化X线成像通过灰阶处理和窗显示技术,可调整影像的灰度和对比度,从而使不同密度的组织结构及病灶同时得到最佳显示,但其仍然保持传统X线图像的放大和失真以及影像重叠的特点。

数字化成像有利于图像信息的保存和传输。图像存档与传输系统(picture archiving and communication system,PACS),是近年来随着数字成像技术、计算机技术和网络技术的进步而迅速发展起来的,旨在全面解决医学图像的获取、显示、存储、传送和管理的综合系统,该系统的应用不但极大地方便了患者的就诊,而且实现了快速远程会诊。

（二）X线在神经系统的临床应用

在CT、MRI发展的今天，多数情况下X线平片检查只能反映颅内病变的间接征象，某些病例尽管临床症状已较明显，但颅骨X线平片可无异常发现，需进一步行CT和MRI检查，因此，X线检查在中枢神经系统的价值有限，现在已较少使用。

二、脑血管数字减影血管造影

（一）数字减影血管造影在神经系统的临床应用

DSA由于没有骨骼与软组织影的重叠，使血管及其病变显示更为清楚。目前，DSA是诊断脑血管病和一些肿瘤性病变的重要检查方法。在大部分脑血管病包括动脉瘤、脑动脉狭窄或闭塞、颅内血管畸形、颈动脉海绵窦瘘等的影像学诊断中被认为是金标准。动脉DSA对动脉的显示已达到或超过常规选择性动脉造影的水平，应用选择性或超选择性插管，对直径200μm以下的小血管及小病变，动脉DSA也能很好地显示。而观察较大动脉，已可不做选择性插管，所用造影剂浓度低、剂量少，还可实时观察血流的动态图像，作为功能检查手段。此外，DSA可行数字化信息储存。

动脉DSA经周围静脉注入造影剂，即可获得动脉造影，操作方便，但检查区的大血管同时显影，互相重叠，造影剂用量较多，故临床应用少，不过在动脉插管困难或不适于进行动脉DSA时可以采用。

动脉DSA对显示颈段和颅内动脉均较清楚，可用于诊断颈段动脉狭窄或闭塞、颅内动脉瘤、血管发育异常和动脉闭塞以及颅内肿瘤的供血动脉和肿瘤染色等。

DSA设备与技术已相当成熟，快速三维旋转实时成像、实时的减影功能，可动态地从不同方位对血管及其病变进行形态和血流动力学的观察。对介入技术，特别是血管内介入技术，DSA更是不可缺少的。

（二）数字减影血管造影的适应证和禁忌证

1.DSA适应证

（1）颅内血管性疾病，如动脉粥样硬化、栓塞、狭窄、闭塞性疾病、动脉瘤、动静脉畸形、动静脉瘘等。

（2）颅内占位性病变，如颅内肿瘤、脓肿、囊肿、血肿等。

（3）颅脑损伤所致各种脑外血肿，不过，在CT和MRI广泛使用的今天，DSA在这方面的运用已逐渐被取代。

（4）手术后评价脑血管循环状态。

2.DSA的禁忌证

（1）造影剂过敏或过敏体质者。

（2）严重的心、肝、肾功能不全。

（3）严重的凝血功能障碍，有明显出血倾向。

（4）高热、急性感染及穿刺部位感染。

（5）严重的动脉血管硬化。

（6）甲状腺功能亢进及糖尿病未控制者。

三、颅脑CT

（一）常规扫描

CT的常规扫描又称平扫，是CT检查中用得最多的一种方法。常规平扫通常是以部位或器官为检查单位区分的，如头颅平扫是以脑实质为扫描对象并包括颅底。

一般不需禁食，扫描前应除去扫描区内体表金属异物。按检查要求确定扫描范围，头先进入，冠状扫描时仰卧或俯卧位头后仰，特殊情况下可进行侧卧或俯卧位的扫描。确定体表标志，以眶耳线为基线向上扫描，层厚5～10mm。特殊检查，如垂体层厚可达1～2mm。

（二）增强扫描

增强扫描就是采用人工的方法将造影剂注入体内并进行CT扫描，其作用是增强体内需观察的组织对比度。注射造影剂后血液内碘浓度增高，血管和血供丰富的组织器官或病变组织含碘量升高，而血供少的组织含碘量较低。此外，病变区域血-脑屏障的破坏，造成血管内含碘造影剂外渗，这都使正常组织与病变组织之间由于碘浓度差形成密度差，有利于病变的显示和区别。另外，利用血供的情况还可区别良、恶性肿瘤和较小的病灶。

（三）CT特殊检查

（1）CT血管成像（CT angiography，CTA）是指经周围静脉团注碘造影剂后，在检查部位靶血管内造影剂充盈的高峰期对其部位进行CT连续多层面的扫描，然后将扫描数据进行三维图像处理，根据不同CT阈值赋予伪彩色从而显示血管立体形态和邻近组织的空间解剖关系，可对血管疾病进行诊断和术前评估。CTA的后处理技术主要有最大密度投影（maximum intensity projection，MIP）、表面遮盖显示法（shaded surface display，SSD）和容积再现（volume rendering，VR），通过图像显示阈值的调整即可得到只有连续清晰的血管影而无周围组织结构影的图像。CTA在神经系统的临床主要应用如下：

①颅内动脉瘤（intracranial aneurysm）：多为发生在颅内动脉管壁上的异常膨出，是造成蛛网膜下腔出血的首位病因，在脑血管意外中，仅次于脑血栓和高血压脑出血，位居第三。CTA能够提供更为完整的解剖信息，如动脉瘤的邻近结构及其关系、瘤体与瘤颈的关系、瘤壁的钙化及瘤腔内的血栓等，有利于快速、准确地制订手术计划。

②脑动静脉畸形（arteriovenous malformation，AVM）：CTA能清晰显示AVM的供血动脉、畸形血管团及引流静脉，并能清楚显示其空间关系以及病灶的毗邻结构，为预测动静脉畸形出血的可能性提供重要信息。

③颈内动脉海绵窦瘘（internal carotid cavernous fistula，ICCF）：CTA能够显示ICCF的大小、形状、范围及引流静脉，可直接显示瘘口部位、大小及数目，并能清楚显示颈内、外动脉及主要分支的走行、管腔大小、管壁厚度、与海绵窦的关系及其他供血动脉，全面了解眼眶、颌面部骨骼和软组织与异常血管的关系。

④头颈部血管狭窄及闭塞性病变：CTA范围广，能很容易完成头颈部血管联合显示，可同时显示血管及其邻近结构，从而判定它们之间的关系，能判断血管腔内及管壁斑块。

⑤脑肿瘤：CTA能够显示肿瘤邻近血管的闭塞、压迫与移位，还可显示肿瘤与血管、颅骨的位置关系。对于血供丰富的肿瘤，用MIP重建，可显示瘤内的小血管和丰富的血供，用VR重建，还可显示瘤周和瘤内粗大血管的位置与通畅情况。

⑥静脉窦血栓：选择适当的技术参数，脑CT血管成像通过三维重建后处理可很好地显示脑静脉窦内血栓。

（2）CT动态增强扫描：静脉注射造影剂后在短时间内对感兴趣区进行快速连续扫描，它除了反映造影剂进入病灶内的数量，还反映了造影剂在病灶内的浓聚和消退的过程，可以更深入地反映病灶的病理本质，对鉴别病灶的性质、了解病变的良恶性程度和血供的情况都有很大的帮助。

（3）灌注扫描：不同于CT动态增强扫描，是在静脉注射造影剂的同时对感兴趣区层面进行连续多次扫描，从而获得感兴趣区时间-密度曲线（time-density curve，TDC），并利用不同的数学模型计算出各种灌注参数值，包括局部脑血流量（regional cerebral blood flow，rCBF）、局部脑血容量（regional cerebral blood volume，rCBV）、造影剂的平均通过时间（mean transit time，MTT）、造影剂达峰时间（time to peak，TTP）等参数，因此能更有效并量化反映局部组织血流灌注量的改变，对明确病灶的血液供应具有重要意义，目前临床已用于显示早期脑梗死的范围和溶栓治疗效果的评估以及脑瘤的诊断。

四、颅脑MRI

（一）基本检查方法

包括平扫和增强检查。患者仰卧，使用头部线圈。常规取轴位、冠状位、矢状位，层厚7~10mm。其中轴位是最基本的方位。常规选用SE、FSE序列，根据需要再选用其他序列。鞍区检查，除应行轴位、矢状位常规扫描外，还应作冠状位薄层（3mm）扫描。

（1）平扫：即血管内不注入造影剂的一般扫描。患者均应先行平扫。平扫可获取T_1WI、T_2WI、FLIAR等多参数图像，对发现病变、全面了解病变情况，有很重要的意义。

（2）增强检查：即静脉内注入造影剂后的扫描。目前常用顺磁性造影剂钆喷酸葡胺（Gd-DTPA），用量为0.1mmol/kg，检查多发性硬化（multiple sclerosis，MS）、转移瘤时可用至0.2~0.3mmol/kg，以便发现更多病灶。垂体微腺瘤增强检查时为便于显示小肿瘤，造影剂剂量应为常规的一半，即0.05mmol/kg。增强检查是在平扫发现病变需进一步定性，或虽检查为阴性但不能排除病变时选用的方法,仅获取T_1WI或重T_1WI。Gd-DTPA较安全,耐受性好,注射前不需做过敏试验,少数患者可出现胃肠道刺激症状和皮肤黏膜反应,多较轻微且持续时间短,一般不需特殊处理。但仍有严重不良反应的个例报道,因此仍需密切观察患者,以便及时采取急救措施。

(二)颅脑MR成像技术及其应用

(1)MRA:MRA是一种无须向血管内注入造影剂即可使血管显影的无创性血管成像技术,检查过程简单、安全。MRA有两种基本方法:时间飞跃法(time of flight,TOF)和相位对比法(phase contrast,PC)。TOF主要依赖的是流入相关增强;而PC主要依赖于沿磁场梯度流动的质子相位的改变产生影像对比。

TOF和PC均可采用2D和3D采集方式,首先获取一大组薄层面图像,即源图像,再经后处理,将许多薄层面血管影叠加、压缩并用最大密度投影(MIP)法重建出一幅完整的血管影像,获取类似血管造影的效果。MRA最大的优点是无创,便于在一般患者中进行血管评估,在显示颈内动脉粥样硬化所致的血管狭窄或闭塞方面效果近似于DSA,可直接显示Willis环全貌,MIP像结合源图像可诊断大于3mm的动脉瘤、颅内动静脉畸形等。Gd-DTPA增强MRA效果更好,但对小血管的显示不如DSA,此外,也不能进行不同期相(如动脉期、静脉期)血管状态的评估。即使对于较大的血管也受到血流速度、流动状态的影响,有可能产生影像失真。

除上述两种基本方法外,还有通过预饱和技术使图像中流动的血流呈黑色信号,称黑血技术。黑血技术包括双反转恢复快速自旋回波(DIR FSE)序列和三反转恢复快速自旋回波(TIR FSE)序列。DIR FSE序列是采用两个反转脉冲,在图像采集前先施加一个非层面选择性180°脉冲,使全身组织磁化发生反转,包括血液;紧接着再施加一个层面选择性180°脉冲,使成像层面的血液磁化再次反转而回到平衡状态,而层面外的血液例外,经过一定的反转恢复时间(TI),也就是当成像层面外的血液反转到零点时的时间,原来层面内经过两次反转,预脉冲的血液已经流出了层面而不能成像,管腔内呈无信号。使用快速自旋回波(FSE)序列,其结果是流入层面内的血液因无横向磁化而无信号呈黑色,故称为"黑血",而血管壁及其他组织有信号,与无信号的血液对比度明显增强。TIR FSE序列是在DIR FSE序列的FSE采集前再加一个IR,其目的是抑制脂肪信号，类似短时反转恢复（STIR）图像。HR-MRI黑血技术包括2D和3D成像，2D成像无法覆盖所有颅内动脉，当需要评估不同段颅内动脉时，需要扫描多个二维层面，每个层面垂直于局部血管方向，而具有各向同性的3D扫描序列可广泛地覆盖颅内血管，重建出垂直于局部血管方向的图像。

（2）磁共振波谱：磁共振波谱（magnetic resonance spectroscopy，MRS）是目前唯一无创伤性检测活体组织器官能量代谢、生化改变和特定化合物并可行定量分析的技术。主要用于脑缺血缺氧、脑肿瘤、感染性疾病、脑变性疾病和脱髓鞘疾病的诊断和研究。目前临床上应用广泛的原子核有 ^1H、^{31}P、^{13}C、^{19}F、^{23}Na、^{17}O 等，以前两者最常用。MRS检测体内含被测原子核的分子基团及其化合物，如 ^1H-MRS波谱主要为体内含CH3—、CH2—基团的化合物。

（3）弥散加权成像和体素内不相干运动、弥散张量成像、扩散峰度成像：弥散加权成像（diffusion weighted imaging，DWI）是建立在人体组织微观流动效应基础之上，利用人体内不同情况下水分子扩散程度的不同所造成的信号改变进行磁共振成像。在SE序列的180°脉冲前后对称加入扩散敏感梯度场（又称为扩散梯度脉冲）即可获得DWI。活体内存在大量水分子的无序运动，这可以通过扩散系数（diffusion coefficient，DC）来反映其运动的情况及是否受限，扩散系数值越大，分子的动量改变越大，所受限制越小。在活体内，DWI信号除受扩散的影响外，还可能对一些生理活动（如心脏搏动、呼吸、灌注、肢体移动等）敏感，所测得的扩散系数并不仅仅反映水分子的扩散状况。为了避免这一现象，目前使用表观扩散系数（apparent diffusion coefficients，ADC）来描述活体弥散成像中的弥散状况。指数表观扩散系数（exponential apparent diffusion coefficient，eADC）与ADC比较可消除T_2透射效应，保留DWI图像的特点。ADC值增大，代表水分子弥散增加，而弥散加权图像信号降低；反之亦然。目前DWI多用于脑缺血、脑梗死，特别是急性脑梗死的早期诊断，还可用于颅内占位性病变的鉴别诊断。DWI信号包含了水分子扩散和微循环灌注两种成分，传统的单指数模型通过ADC反映组织的扩散活动，但ADC受血流灌注的影响，因此并不能真实地反映组织的水分子运动情况。Le Bihan等在20世纪80年代首先提出了体素内不相干运动（intravoxel incoherent motion，IVIM）的概念，它包括体素内水分子扩散和微循环灌注，IVIM双指数模型可以精确描述DWI信号衰减与b值的关系，分别获取反映组织水分子扩散和微循环灌注的参数。组织内DWI局部信号衰减程度与b间的关系：$S_b/S_0 = (1-f) \times Exp(-bD) + f \times Exp[-b(D+D^*)]$，其中f表示灌注分数，其意义是目标区域内局部微循环的灌注效应与总体的扩散效应的容积比率；D^*为假性扩散系数，亦称为灌注相关扩散，其意义在于目标区域内微循环的灌注所致扩散效应；D为真性扩散系数，其意义在于目标区域内纯的水分子扩散效应；S为体素内信号强度。b值为扩散敏感梯度因子，其单位为s/mm^2，通过b值的变化，水分子在扩散运动时的自由度会相应变化。在自旋平面回波弥散加权序列中，$B = \gamma^2 \cdot G^2 \cdot \delta^2 \cdot (\Delta - \delta/3)$。表达式中γ为磁旋比；G为梯度场强度；δ为梯度场持续时间；Δ为两个梯度场间隔时间。B值代表扩散敏感系数，是一个磁共振施加梯度场强大小的量度值。B值与G值成正比，即B越大，G（施加的正反两个梯度的强度）就越大，对弥散探测就越敏感，但图像的信号越低，信噪比越差。反之，B越小，G越小，对弥散探测就越不敏感，但图像的信号越高，信噪比越好。

弥散张量成像（diffusion tensor imaging，DTI）是DWI的发展和深化，是当前唯一一种能有效观察和追踪脑白质纤维束的非侵入性检查方法。主要用于脑部尤其对白质束的观察、追踪，脑发育和脑认知功能的研究，脑疾病的病理变化以及脑部手术的术前计划和术后评估。DTI通过改变弥散敏感梯度方向测量体素内水分子在各个方向上的弥散程度，在三维空间内定量分析水分子的弥散运动，利用所得多种参数值进行成像。DTI定量研究常用的评价参数有很多，如：各向同性ADC（isotropic ADC）、平均扩散率（mean diffusivity，MD）、部分各向异性分数（fractional anisotropy，FA）、相对各向异性（relative anisotropy，RA）值、容积比（volume rate，VR）、径向扩散系数（radial diffusivity，RD）、轴向扩散系数（axial diffusivity，AD）等。但临床最常用的是FA值。FA是水分子各向异性成分占整个弥散张量的比例，范围为0~1。在脑白质中，其值越接近1，表明纤维束细胞膜、髓鞘以及轴索完整性良好。如果接近于0，则表明纤维束被破坏或者发育不成熟，细胞膜、髓鞘以及轴索方向一致性不完整。FA图的像值取决于FA的值，即体素中水分子弥散各向异性的程度，各向异性程度越高，FA值越大，图像越亮，反之，FA值越小，图像越暗。DTI中FA值目前在中枢神经系统疾病诊断及疗效评价中，主要运用于脑瘫、阿尔茨海默病、癫痫、肌萎缩侧索硬化、脑卒中等方面的疾病。

扩散峰度成像（diffusion kurtosis imaging，DKI）是在DWI的基础上延伸的新

兴扩散成像技术，可以量化生物组织内非高斯分布的扩散运动，它能够敏感地反映组织微观结构的复杂程度，也可以反映疾病相应的病理生理改变。DKI的成像指标与传统的扩散成像完全分离，最常用的有平均峰度（mean kurtosis，MK），表示沿所有扩散方向的扩散峰度平均值，反映水分子扩散受限的程度，是衡量感兴趣区内组织结构复杂程度的指标。径向峰度（radial kurtosis，RK）是MK的垂直分量，为非零的扩散受限，其扩散受限主要在径向方向；峰度各向异性（kurtosis anisotropy，KA）指测量组织不均匀度的各向异性分数，在某种程度上类似于FA，可由峰度的标准偏差给出。近年来，DKI在神经系统的研究越来越广泛，主要用于脑损伤、脑梗死、脑肿瘤、神经变性疾病、多发性硬化等疾病。虽然DTI对白质微观结构的显示十分敏感，然而由于灰质的扩散分布被认为主要是各向同性的，对其不敏感，DKI则可弥补这个缺陷，尤其是为灰质区域、肿瘤微环境、神经退行性疾病的区域及创伤后组织内异质性的研究提供了更为详尽的微结构的变化信息。

（4）灌注加权成像：灌注加权成像（perfusion weighted imaging，PWI）是用来反映组织微循环的分布及其血流灌注情况、评估局部组织的活力和功能的磁共振检查技术，根据是否注射外源性造影剂将灌注分为：①外源性示踪剂灌注加权成像：根据其对纵向或横向弛豫的影响又分为T_1加权动态对比增强磁共振成像（dynamic contrast enhanced MRI，DCE-MRI）和T_2/T_2^*加权动态磁敏感对比增强磁共振成像（dynamic susceptibility contrast MRI，DSC-MRI）；②内源性示踪剂灌注加权成像：动脉自旋标记（arterial spin labeling，ASL）。

DSC-MRI又称造影剂追踪技术或造影剂首过灌注加权成像，是临床上最常用的灌注技术，该技术是经静脉推注造影剂，当造影剂首次通过脑组织时，采用快速扫描序列获得一系列动态图像。DSC-MRI采用快速平面回波成像（EPI），也可使用2D和3D GRE或SE-EPI序列。其原理为当造影剂在短时间内高浓度通过某一区域的毛细血管网时，它基本上可代表血流通过的情况，由于顺磁性造影剂的磁化率效应，它不但大大缩短了T_1时间，也缩短了T_2时间，致信号降低，信号降低程度与局部造影剂浓度成正比，根据脑组织信号变化过程可获得时间-信号强度曲线，半定量观察到正常脑实质内的局部脑血流量（rCBF）、局部脑血容量（rCBV）、平均通过时间（MTT）和造影剂达峰时间（TTP），其中CBV是神经肿瘤学最常用的参数，也是评价脑肿瘤最有效的方法。在临床上主要用于脑梗死的预后判断、溶栓治疗计划指导和效果评价，以及脑肿瘤的定性诊断等。

DCE-MRI是在造影剂注入前、中、后采集T₁WI图像，由此产生的时间-信号强度曲线反映了组织灌注、血管通透性和血管外间隙，可从不同角度检测脑微血管，定量评价血-脑屏障和微血管通透性及脑肿瘤的血管。DCE-MRI根据造影剂引起的信号强度变化与时间的关系，绘制时间-信号强度曲线，经工作站处理可得出反映血流动力状态的各种灌注指标，如容量转移常数（volume transfer constant，K^{trans}）、速率常数（rate constant，K$_{ep}$）、血管外细胞外间隙容积分数（extravascular extracellular volume fraction，Ve），其中K^{trans}最常用，取决于血流量和通透性，被广泛应用于神经胶质瘤的检测。

ASL成像是利用选择性射频脉冲磁化标记自体动脉血内氢质子作为内源性示踪剂，采用减影方法分析标记前后信号的差别，根据标记方式的不同分为连续动脉自旋标记（continuous arterial spin labeling，CASL）和脉冲动脉自旋标记（pulse arterial spin labeling，PASL）。CASL是对动脉血进行连续标记直到达到组织磁化稳态，射频脉冲时间长，易产生磁化传递效应，大分子血浆的饱和效应使感兴趣组织的自由水信号衰减，从而对灌注造成过高评估。PASL是运用短射频脉冲标记一段动脉血，延迟一段时间后成像，以便被标记的血液分布到感兴趣组织中。虽然CASL的信噪比相对较高、存在循环时间效应，但标记效率较低、功率沉积大，易对灌注评估过高，进行扫描时需要专用线圈，易受设备的限制，因此目前临床多应用PASL。

与DSC-MRI相比，ASL存在一些优势，如ASL以内源性水分子为示踪剂，不需要造影剂，无过敏反应、无辐射、无肾毒性损害，适用于儿童以及肾功能不良者；ASL不存在累积效应，可在短时间内对脑血流量进行反复测量，有利于疾病随访及观察治疗反应；DSC-MRI无法对CBF进行绝对量化，而ASL却可以准确量化CBF。但ASL仍存在诸多不足，包括ASL图像信噪比较低，时间分辨力较差，受检者运动敏感度较高，易受磁化传递效应、运动伪影等因素影响。

ASL不仅可提供脑组织的血流灌注信息，而且可提供血管闭塞的信息，在短暂性脑缺血发作（TIA）、缺血半暗带及脑梗死后再出血的评估中有很好的应用前景，在脑肿瘤中的应用也日益广泛，包括肿瘤血供、胶质瘤的术前分级及肿瘤放化疗后的疗效评估等。更有研究者将ASL应用于抑郁症、癫痫、偏头痛等神经系统疾病并取得了很好的效果。

第二节　高血压脑出血

高血压脑出血，是由于高血压病导致脑血管病变而发生的脑内出血。一般发生于40~70岁的患者，多发于高血压和动脉硬化。高血压时，发育完善的脑动脉壁内膜也发生玻璃样变和纤维性坏死，在血流冲击下使脑小动脉形成微动脉瘤或粟粒样动脉瘤，血压骤升时，微小动脉瘤破裂或动脉壁坏死渗血，引起高血压脑出血。高血压脑出血最常发生在基底核的壳，其次是丘脑、脑桥、小脑等。

一、脑出血的分期

（一）超急性期

出血后6小时内。

（二）急性期

出血后7~72小时。

（三）亚急性期

出血后3天至2周。

1.亚急性早期

出血后3~6天。

2.亚急性中期

出血后7~10天。

3.亚急性晚期

出血后10天至2周。

（四）慢性期

出血2周后。

1.慢性期早期

出血后2周至30天。

2.慢性期晚期

出血后超过30天。

二、影像学表现

（一）CT影像学表现

1.急性期脑出血CT影像学表现

血肿呈高密度，CT值可高达80~90HU。这与血凝块继续收缩，血肿内血细胞比容明显增高有关，此期可高达0.9（血正常血细胞比容为0.4~0.5），使X线吸收系数明显增加。因此急性期脑出血呈典型的高密度血肿在此期内水肿一般不太明显，这与外渗血液对邻近脑组织具有切割作用有关。

2.亚急性期脑出血CT影像学表现

血肿随红细胞溶解、吸收，随着血红蛋白的分解，密度逐渐降低。这一吸收过程首先从血肿的边缘开始，逐渐向中心发展。血肿的密度以每天1.4~1.5HU的速度减低，以每天0.65mm的速度缩小，尤以小血肿CT值的降低更为明显。一般直径≤2cm的血肿，在14天左右或更早就可变成等密度，大的血肿在第3~5周变为等密度至低密度。但CT扫描所见血肿的吸收和缩小，仅是根据血肿由高密度逐渐变为等密度或低密度来判断的，而实际上此时血凝块的大小变化不大，所以占位效应并没有明显减轻。此期内血肿周围的水肿在早期逐渐达到高峰，范围最大，占位效应较重，以后开始吸收减退并消失，水肿及占位效应逐渐减轻。当血肿呈等密度时，CT平扫仅能依靠占位表现做出诊断。

3.慢性期脑出血CT影像学表现

坏死组织被清除，血肿逐渐变成低密度灶，若此期内发生在出血时则表现为低密度区中出现高密度灶，偶可呈密度高低不等的液-液平面。最后血肿演变成囊型或裂隙状、边界清楚的低密度软化灶，约10%可见有钙化，病灶周围常有萎缩性改变。约20%的小出血灶可逐渐吸收消失，CT复查可无异常发现。

CT检查快速、方便、准确、安全，一经CT检查确诊，无须再做其他检查，为患者争取时间及时治疗；CT检查直接显示脑内血肿大小、数目及准确部位，并可计算出血肿体积和出血量；CT除了可准确发现血肿的位置、大小及范围，还可观察其动态变化，根据血肿不同时期的大小、形态及密度变化判断血肿分期。为临床治疗提供科学依据，使治疗方案的制订更为合理。

（二）脑出血的MRI影像学表现

脑内血肿出血量常用以下公式计算：

$$前后径（cm）\times 左（cm）\times 上下径（cm）\times \pi/6$$

1.超急性期脑出血MRI影像学表现

血肿主要由完整红细胞内的氧合血红蛋白组成，氧合血红蛋白基本上属非顺磁性物质，对磁共振信号无影响，血肿的信号主要取决于质子密度。中高场强机器T_1、T_2加权像血肿均表现为等信号或略高信号，而低场强血肿表现为高信号；本期中后阶段血肿周围出现轻中度脑水肿，表现为环状长T_1、长T_2信号。

2.急性期脑出血MRI影像学表现

血肿已凝为血块，红细胞内主要为去氧血红蛋白，顺磁性物质造成T_2弛豫时间明显缩短，中高场强机器T_1加权像血肿仍呈等信号，低场强机器为高信号，T_2加权像表现为低信号，血肿周围水肿带表现较前明显。

3.亚急性期脑出血MRI影像学表现

（1）亚急性早期：一般为出血后第3天至第6天。该期红细胞的细胞膜仍保持完整，细胞内开始出现正铁血红蛋白，因此该期也被称为正铁血红蛋白细胞内期，细胞内正铁血红蛋白的出现一般从血肿周边向中心逐渐发展。由于细胞内正铁血红蛋白具有较强的顺磁性，使血肿的T_1值缩短，因此在T_1WI上血肿从周边向中央逐渐出现高信号。该期血肿在T_2WI上不表现为高信号，一般仍为低信号。

（2）亚急性中期：一般为出血后第6天至第10天。该期红细胞的细胞膜开始破裂，正铁血红蛋白溢出到细胞外，因此该期也称为正铁血红蛋白细胞外期。红细胞的破裂一般也是从血肿周边逐渐向中心发展。该期血肿在T_1WI上仍表现为高信号，在T_2WI上表现为从血肿周边向中心逐渐蔓延的高信号。

（3）亚急性晚期：一般为出血后10天至2周，该期红细胞完全崩解，血肿内主要以正铁血红蛋白为主,但血肿的周边的巨噬细胞吞噬了血红蛋白并形成含铁血黄素。细胞内的含铁血黄素具有明显顺磁性,将造成局部磁场的不均匀。因此该期血肿在T_1WI和T_2WI上均为高信号,但在T_2WI上血肿周边出现低信号环。

(4)慢性期脑出血MRI影像表现:一般为出血2周乃至数月以后。血肿逐渐吸收或液化,病灶周边的巨噬细胞内有明显的含铁血黄素沉积。因此该期血肿逐渐演变为软化灶,在T_1WI上为低信号,在T_2WI上为高信号;周围的含铁血黄素在T_2WI上表现为低信号环,在T_1WI上为等信号或略高信号。

三、治疗

(一)小骨窗直切口中侧裂入路壳核区血肿清除术

(1)麻醉:全身静脉复合麻醉。

(2)体位:头向对侧偏60°~70°,后仰20°,头位高于胸部水平。

(3)切口:翼点后方1cm,以侧裂为中心,行长6~7cm的略弧形切口。

(4)全层切开头皮,分离皮下组织和肌肉:自动或者乳突牵开器牵开皮下组织和肌肉,分离肌肉可用低功率电刀进行,减少出血,尽量避免损伤颞浅动脉及其分支。

(5)骨窗:骨窗后缘钻孔一枚,铣刀游离形成圆形骨窗,骨窗大小3cm×3cm,如果术前影像学检查显示:侧裂形态复杂,可适当扩大骨窗。

(6)硬膜切开:如骨窗边缘有渗血,悬吊1~2针。硬膜表面通常都会有脑膜中动脉前支通过,轻微烧灼后十字切开硬膜,用丝线牵拉固定。

(7)分离侧裂池:分离侧裂的位置位于侧裂前升支后方,沿额叶的岛盖部切开侧裂池表层蛛网膜,可见脑脊液流出,逐步扩大蛛网膜分离范围,显微剪刀配合显微镊分离深部蛛网膜,直到暴露岛叶表面大脑中动脉M_2段,此时可见肿胀的岛叶组织。

(8)岛叶切开及血肿清除:先穿刺岛叶,深度一般0.5~1cm即可见到血肿,沿穿刺道进入,岛叶切口一般0.5~1cm,不需要刻意扩大岛叶切口,暴露血肿腔即可,通过调整手术显微镜、患者体位和吸引器的方位,并配合脑压板的使用可以完全满足扩大手术操作空间和完全清除血肿的需要。血肿清除完毕后,可见血肿与正常脑组织交界区白色的水肿脑组织。

（9）止血：沿着血肿-正常脑组织界面，按一定顺序沿血肿腔四壁探查并清除残留血肿，粘连紧密的血块通常血肿壁会伴有少量渗血，一般不需要电凝止血，可用棉片压迫止血，观察无活动性出血后，将血压缓慢升高到120～140mmHg，再观察5分钟，如无活动性出血，血肿腔贴覆薄层明胶海绵防止血肿壁渗血。一般术腔不需要放置引流管，如血肿破入脑室，术中开放脑室，可放置引流管引流脑脊液。如发现小动脉活动性出血，必须妥善止血后，方能关颅。

（10）缝合硬膜：如术中操作轻柔，对脑组织保护良好，术后可严密缝合硬膜，如硬膜张力较高，可取人工硬膜或者自体筋膜、肌肉修补。

（11）复位骨瓣。

（12）缝合肌肉、皮下组织和皮肤肌肉严密缝合，分1层缝合。

（13）包扎、固定妥当。

（二）小骨窗经纵裂-胼胝体入路清除丘脑内侧型血肿

1.麻醉

全身静脉复合麻醉。

2.体位

患者取仰卧位，头部抬高20°，前屈15°～30°，向先行丘脑出血对侧侧脑室脑室外引流，用以降低颅内压和术后早期引流。然后头部向对侧旋转30°。

3.切口

首先以鼻根后13cm处确定冠状缝中点，出血侧钩形皮瓣切口，切口后缘至矢状线上冠状缝中点后2.5cm，前缘达冠状缝前4.5cm，外侧至颞上线。

4.分离皮下组织和骨膜

全层切开皮肤和骨膜，翻开固定妥当，并在骨瓣表面确定矢状缝和冠状缝的位置。

5.骨窗

钻孔3枚，后方骨孔位于冠状缝与矢状缝交界处，不跨中线游离骨瓣，大小6cm×4cm，三孔骨瓣成形，骨瓣内缘尽量靠近中线，必要时咬除部分颅骨，显露矢状窦外侧缘。

6.硬膜切开

弧形瓣切开硬膜，翻向中线，四周棉片保护脑组织。通常情况下冠状缝前4cm，冠状缝后2cm，共6cm区域内桥静脉分布较少，可在此区域剪开硬膜，如果桥静脉与硬膜粘连紧密，必要时可电凝处理1～2支桥静脉剪开硬膜（尽量避免）。

7.分离纵裂和切开胼胝体

以冠状缝中点至同侧外耳孔假想连线牵开同侧额叶内侧缘，分离沿大脑镰深入，分开扣带回，见白色的胼胝体，暴露双侧的胼缘动脉，在两支动脉之间略靠血肿侧切开1.5～2cm胼胝体。

8.清除脑室和丘脑血肿

打开透明隔，进入同侧侧脑室，探查同侧侧脑室内血肿、室间孔方位、丘脑出血破入脑室的部位。如果术前CT扫描对侧侧脑室内有血，切开透明隔，探查对侧脑室。首先清除同侧侧脑室内积血，显露室间孔，然后沿丘脑出血破溃处清除丘脑内血肿。若第三脑室有积血，沿室间孔清除第三脑室积血，尽量打通脑脊液循环通路。最后通过透明隔清除对侧脑室内的积血。

9.妥善止血后

根据创面渗血情况，可留置血肿侧引流管。

（三）后正中入路脑干血肿清除术

1.麻醉

全身静脉复合麻醉。

2.体位

侧卧位，头部向对侧旋转30°，屈曲20°，头位高于胸部水平。

3.脑室外引流

全麻成功后，平卧位行一侧脑室外引流置管，引流瓶液面高度保持在外耳门上20cm，之后侧卧位，头部向对侧旋转30°，屈曲20°，头位高于胸部水平。

4.切口

术野常规消毒铺巾，取枕后正中纵行直切口，分层做头皮及肌肉切口，切口上端在枕外隆突水平，切口下端达C_2棘突水平，长度约10cm。

5.分离皮下组织和肌肉

切开头皮后游离暴露深筋膜，沿后正中内线纵行切开颈后肌层，后正中白线是位于双侧颈肌之间自上而下、由浅至深的直线形白色结缔组织，是重要的解剖标志，此切口出血少，近枕外隆突处肌肉筋膜做Y形切开，更容易暴露枕鳞部，颈肌在枕骨附着处留0.5cm宽肌筋膜组织（肌袖），术毕颈肌与此缝合恢复解剖层次，减少术后皮下积液发生机会。分离时枕外嵴附近以及乙状窦经常会有导血管引起出血，应该使用骨蜡严密止血。

6. 骨窗

在枕外隆突和枕骨大孔之间枕骨后正中线钻上下相邻两骨孔，之后以咬骨钳向两侧咬开枕鳞部骨质，开枕鳞正中直径5cm骨窗，也可用铣刀直接骨瓣成形。咬开枕骨大孔后缘1.5~2.0cm，开枕骨大孔时可选用磨钻或小型椎板钳，先将结缔组织筋膜剥离推开，确认中线，向两侧磨除骨质，双侧椎动脉经C_1椎体椎动脉切迹上方由外向内走行，在枕骨大孔外3点和9点处进入硬膜下入颅，所以枕骨大孔后缘宽度不超过中线旁开1.0cm是安全的。

7. 硬膜切开

枕后正中脑膜由上而下有一纵行向内反折的条形结构，称作小脑镰，在小脑镰游离缘内有静脉血管一根叫枕窦，上连窦汇，下达枕骨大孔处环窦，在剪开小脑镰时先将小脑镰两侧硬膜纵行切开1.0cm，以湿润的明胶海绵置入以保护小脑组织，然后以蚊式血管钳钳夹小脑镰及枕窦，切断小脑镰及枕窦，之后电凝枕窦残端可有效止血，之后硬膜Y形剪开并悬吊，枕骨大孔处硬膜剪开时会切断环窦，电凝止血即可。

8. 暴露血肿

打开枕大池蛛网膜，放出脑脊液降低颅内压力，以利颅后窝结构暴露，延髓表面以脑棉覆盖保护，解剖小脑延髓裂，保护好小脑后下动脉，轻微电凝小脑扁桃体使之体积缩小，抬起小脑扁桃体和小脑下蚓部，可见到下髓帆和蛛网膜，并可以看到第四脑室中央孔，打开脉络膜和下髓帆，显露仍有限者在小脑下蚓部和齿状核之间切开0.5~1.0cm，显露第四脑室底。观察第四脑室底结构，在第四脑室底蓝染的部位纵行切开脑组织，如有血肿已经破入第四脑室内，则吸除脑室内积血，直接在破裂处进入血肿腔，用最细的吸引器头吸除血肿，严格血肿内操作，避免吸引血肿壁，温生理盐水冲洗血肿腔，并以湿润的明胶海绵压迫止血，血肿腔内不留引流管，留置枕大池引流管，硬膜严密缝合，骨瓣未还纳，肌肉层枕骨面和浅部筋膜层分别严密缝合，枕肌枕外隆突止点严密缝合，术毕。

第三节　急性脑梗死

脑梗死是由于脑组织局部供血动脉血流的突然减少或停止，造成该血管供血区域的脑组织缺血、缺氧导致脑组织坏死、软化，并伴有相应部位的临床症状和体征，如偏瘫、失语等神经功能缺失的症候。

一、脑梗死的类型

（一）动脉粥样硬化继发血栓形成导致供血区域脑梗死

脑梗死的主要原因与动脉粥样硬化有关，动脉粥样硬化斑块随病情进展可造成斑块纤维帽变薄，继而破裂后形成溃疡，很容易继发血栓形成，导致动脉闭塞供血区域急性缺血坏死。另外，斑块表面内皮细胞脱落、糜烂，也很容易导致急性血栓形成造成脑梗死。有时，动脉粥样硬化斑块内出血使得斑块迅速增大，也可引起供血区急性脑梗死。

（二）主要供血动脉严重狭窄导致脑供血不足，引起低灌注性脑梗死

病变初期可表现为局部脑组织缺血，临床表现为一过性脑缺血发作（TIA），如持续低灌注可发展为脑梗死。这类梗死主要发生在动脉供血的交界区域，也称"分水岭梗死"。如大脑中动脉与前动脉供血交界区，或大脑中动脉与后动脉供血交界区。小脑和脊髓也可以发生分水岭梗死。

（三）动脉栓塞导致的脑梗死

这是脑梗死最常见的原因，主要分为下列几种：

1.动脉-动脉的栓塞

此型最为常见。指较大的动脉发生动脉粥样硬化或血管炎等病变继发血栓脱

落，或粥样硬化斑块破裂形成的有形物质随动脉血流栓塞到远端小动脉，导致局部供血区域脑梗死。脑组织梗死范围取决于被栓塞血管的大小，微小血管的栓塞临床也可表现为一过性脑缺血发作（TIA）。

2.心源性栓塞

主要指左心房或左心室内因各种原因形成的栓子脱落，随血流进入体循环，栓塞到远端小动脉，导致局部供血区域脑梗死。这种梗死常见于房颤和感染性心内膜炎的患者，经常伴有全身其他器官的栓塞。

3.其他栓塞

指由外伤等各种原因导致的脂肪、空气等物质造成的脑栓塞；也包括心房卵圆孔未闭（PFO），右心系统来源的栓塞。所有栓塞过程常造成脑组织出血性梗死。

（四）跨分支动脉粥样硬化斑块，导致分支动脉区域梗死

大动脉粥样硬化斑块有时可影响分支动脉的开口，导致分支动脉狭窄和/或闭塞，引起分支动脉供血区域脑组织梗死。

（五）高血压动脉硬化导致腔隙性脑梗死

长期高血压可导致脑内深穿支小动脉的玻璃样变，受累小动脉管壁增厚、管腔狭窄。血压长期不稳定还可造成小动脉痉挛，管壁纤维素样坏死，进而引起脑组织多发小梗死，梗死灶一般<15mm。病灶多位于丘脑，基底节的上2/3区域和脑干腹侧。

（六）颅内静脉系统血栓导致静脉性梗死

各种原因造成的颅内浅静脉、深静脉及静脉窦血栓形成的病变，可导致引流区域脑组织缺氧，进一步导致脑组织梗死。脑组织静脉性梗死多为出血性梗死。

二、影像学表现

脑梗死为脑血管闭塞所致的脑组织缺血性坏死，在病理生理学上根据发病时间不同可分为不同时期，即超急性期、急性期、亚急性和慢性期脑梗死，不同时期的脑梗死，所呈现出的MRI影像表现也会有所不同。

（一）超急性期梗死

是指发病小于6小时，大体病理改变不明显。此时MRI常表现为阴性，MRI弥散加权成像较为敏感，可早期检测病灶，病变区表现为脑回部肿胀、脑沟部变浅、灰白质界线不清晰。

（二）急性期脑梗死

梗死区域脑组织肿胀明显变软，并在24～48小时达到高峰，MRI上梗死区域T_1WI呈低信号，T_2WI呈高信号。此时脑室由于受压会出现变形、移位，中线结构向对侧移位，表现为局部的脑沟和脑裂消失等。

（三）亚急性期脑梗死

坏死组织开始吸收，修复过程开始，梗死逐步从周边向中心发展。此时MRI影像表现与急性期类似，梗死区DWI呈低信号，此时增强扫描可出现脑回状强化，显影逐渐变淡。

三、静脉溶栓治疗

溶栓治疗是目前最重要的恢复血流措施，重组组织型纤溶酶原激活剂（rt-PA）和尿激酶（UK）是我国目前使用的主要溶栓药，目前认为有效抢救半暗带组织的时间窗为4.5小时内或6小时内。

开展溶栓治疗的首要工作是要学会筛选出适宜溶栓的患者。当面对一个可能因溶栓获益的急诊患者时，在与时间赛跑的紧张过程中，应保持清晰的思路，作出正确的抉择。

（一）缺血性卒中诊断七步法

1.缺血性卒中的初步诊断

患者是否急性起病，是否有局灶性神经系统受损症状体征，影像表现是否支持。

2.卒中的严重程度

NIHSS评分是否＞25分。

3.急性卒中的病理生理学

是脑梗死还是短暂性脑缺血发作，可能的梗死部位在哪儿，梗死体积是否>1/3MCA供血区，是否有急性大血管的闭塞，是否有可能的半暗带。

4.评估卒中全身危险因素

如高血压史、脂代谢紊乱史、糖尿病病史、性别、吸烟史等。

5.卒中病因的判定

是动脉粥样硬化性、心源性栓塞、特殊病因或病因不明等。

6.卒中发病机制判定

如栓塞、穿支动脉闭塞、低灌注/栓子清除下降，还是混合型。

7.患者因素

年龄、经济条件、患者及家属对疾病的认知程度和价值取向、对可能并发的出血等风险的承受能力等。

在临床实践中，最为重要的应该是第1—2步，简言之：是否考虑急性卒中，是否排除出血，NIHSS评分是否>25分。对第3—6步的定位应是"锦上添花"，而不是"缺一不可"，而第7步更多是侧重于人文关怀和医疗保护。

（二）溶栓评估三步法

1.评估患者是否符合溶栓标准

（1）卒中指南的标准：① 1995年的病因NINDS试验，作为rt-PA溶栓治疗的里程碑。② 2007年美国心脏协会（AHA）成人缺血性卒中早期治疗指南，提出了慎用于严重神经功能缺损患者，建议排除大面积脑梗死患者；对抗凝治疗者要求更加明确；保留了低血糖排除标准，未强调高血糖排除标准；对起病时有痫性发作的患者，如确信神经功能缺损是继发于卒中者，扩大了溶栓指征。③ 2008年欧洲卒中组织（ESO）缺血性卒中早期治疗指南，对痫性发作同样支持；<18岁、>80岁的患者，建议作为特殊病例，可慎重溶栓；对6小时时间窗内的急性大脑中动脉闭塞患者，建议动脉内治疗；对基底动脉闭塞者，即使超过3小时，仍可应用静脉溶栓或动脉内溶栓治疗。④ 2009年基于欧洲协作急性卒中研究Ⅲ（ECASS Ⅲ）和SITS研究，将rt-PA静脉溶栓时间窗扩至3~4.5小时。

（2）产品说明书中的标准：在中国，目前上市的注射用阿替普酶仅有爱通立（商品名），它的产品说明书中关于缺血性脑卒中的部分，也基本是参照NINDS标准。

（3）地区或医院制定的临床路径标准：有些地区或医院会在指南或其他循证医学证据的基础上，结合本地区或医院的经验或实际问题制定自己的临床路径标准，并在医疗管理部门备案。

（4）开展临床研究制定的标准：如著名的欧洲SITS-MOST研究中对rt-PA静脉溶栓治疗的入选及排除标准。

2.评估患者是否适合溶栓

应该说这一步是对"是否符合溶栓标准"步骤的升华，前者是针对群体得出的统计学结论，它告诉我们：只要严格遵循此标准，患者就可能会得百分之几的纯获益；而后者是针对个体是否符合溶栓标准是针对群体得出的统计学结论，它的答案只能为"是"或"否"，需要综合考虑个体差异性、溶栓获益、风险及患者与家属的积极性、风险承受力、经济因素等。

3.溶栓方式选择

静脉溶栓和动脉溶栓应该说是各有优劣。静脉溶栓的优势主要在操作简单，投入人力、物力较少；劣势主要在于对全身影响较大，再通率较低，且给药过程无法直观获得血管是否再通的信息。动脉溶栓的优势主要在于再通率较高，可直观获得血管是否再通的信息，有助于追加治疗及后续治疗，如血压管理、抗血小板药物的应用等；劣势主要在于开展难度较高，需要投入人力、物力较大，易增加延误时间，发生介入治疗并发症等。

需要强调的是，在临床实践中，对于想开展溶栓治疗的医院，首先应考虑的问题应是可行性，开展溶栓治疗，首先应开展可行性更好的静脉溶栓，在此基础上，再有条件地选择合适的患者进行动脉溶栓治疗。

（三）静脉溶栓的监护及处理

（1）尽可能将患者收入重症监护病房或卒中单元进行监护。

（2）核实静脉溶栓的适应证和禁忌证，对患者进行神经功能评分。

（3）建立静脉通道（静脉留置针或中心静脉）。

（4）床旁多参数心电监测（心电、呼吸、血压、脉搏、血氧饱和度）。定期监测血压，最初2小时内15分钟1次，随后6小时内30分钟1次，以后每小时1

次，直至24小时；如收缩压≥180mmHg或舒张压≥100mmHg，应增加血压监测次数，并给予降压药物。

（5）定期进行神经功能评估，第1小时内30分钟1次，以后每小时1次，直至24小时。

（6）如出现严重头痛、高血压、恶心或呕吐，应立即停用溶栓药物并行脑CT检查；如无明显恶化，可于溶栓后24小时行影像学检查。

（7）鼻饲管、导尿管及动脉内测压管应延迟安置。

（8）给予抗凝药、抗血小板药物前应复查颅脑CT。

（四）静脉溶栓常用药物及用法

静脉溶栓常用药物及用法见表4-1。

表4-1 静脉溶栓常用药物及用法

药物名称	剂量	用法
rt-PA	0.9mg/kg；最大剂量90mg	总量的10%于1分钟内静脉推入，其余剂量于60分钟内匀速静脉泵入
尿激酶（UK）	50万～150万IU	50万IU溶于50mL生理盐水中，管10分钟内匀速静脉泵入；根据病情，按上述方案再次追加，一般最大剂量为150万IU

（五）不可合并的药物

溶栓后24小时内不使用静脉肝素和抗血小板药物；24小时后复查CT/MRI没有发现出血，可以开始使用低分子肝素和/或抗血小板药物；禁用普通肝素、降纤维及其他溶栓药物。

四、动脉溶栓治疗的方法与步骤

严格的入选标准、组织化的管理、熟练的神经介入技术是动脉溶栓疗效的重要保证。根据医生经验、病变特点及患者具体情况选择动脉内溶栓、血管内机械开通（机械性取栓、血栓抽吸等）或血管成形术。血管内介入治疗前快速行主动脉弓及全脑血管造影，了解血管狭窄或闭塞部位、前向血流及侧支代偿情况等信息。根据导管室条件、医生经验及患者的配合程度可以选择全身麻醉或局部麻醉。

(一)围手术期用药及其他注意事项

(1)动脉内溶栓药物选择包括尿激酶和rt-PA，最佳剂量和灌注速率尚不确定，推荐动脉使用尿激酶总剂量不超过80万IU，1万~2万IU/min；rt-PA总剂量不超过40mg，1mg/min，每5~10分钟造影观察血管再通情况，以最小剂量达到血管再通标准为宜。

(2)对使用血管内机械开通治疗的患者，可于术后开始给予持续抗血小板治疗；对需要行血管成形术的患者，可于术前或置入支架后即刻给予阿司匹林300mg及氯吡格雷100~300mg/d及氯吡格雷75mg/d。双联抗血小板用药至少3个月。

(3)急诊血管内治疗术中肝素的使用剂量尚有争论，推荐参考剂量：50~70IU/kg体重，静脉团注，维持激活凝血时间（ACT）200~300秒。

(4)围手术期血压管理：推荐血管内开通治疗前血压应控制在180/105mmHg以下；血管内开通治疗后，血压降至合理水平。

(5)术后置于神经监护病房（NICU），至少24小时心电、血压监护，24小时内复查头CT和脑血管检查（TCD、MRA、CTA或DSA），同时神经系统全面体格检查（NIHSS）。

(二)基本技术

一般取右侧股动脉穿刺，置6F~8F动脉鞘，在血管穿刺成功后可给予肝素3000~5000IU，并以1000U/h追加。术中监测凝血功能可增加操作的安全性，通常将激活全血凝血时间（ACT）延长到250秒左右，以5F造影导管行全脑血管造影检查。

根据术前神经功能检查推断发生闭塞的血管部位，优先行该动脉造影检查。在发现闭塞血管之后应迅速完成其余血管的造影检查，以发现其他血管的闭塞并评价侧支循环的状况。应行双侧椎动脉造影，以利于发现单侧发育不良。对于发现血管闭塞应根据狭窄近端或远端的血管直径测量，判断闭塞程度。

发现血管闭塞部位后，选择6F或8F导引导管，微导管、导丝引导下小心穿过闭塞血管处，手推造影评价血管闭塞以远的血管状态，确认在血管真腔。则通过微导管手推尿激酶/r-PA，然后将微导管撤至血管闭塞部位，在病变内注入溶栓药，边退微导管边注入溶栓药，使溶栓药物最大限度地与血栓接触。每隔15分钟复查造影判断血栓溶解情况。此过程可反复数次，在经过闭塞段的过程中也起到了机械碎栓的作用。若有前向血流，则向前推进微导管使之接近血栓；若微导管无法通过血栓则可考虑其他机械开通的方法。

（三）颈内动脉分支闭塞

大脑中动脉和大脑前动脉闭塞，溶栓治疗的程序和操作基本类似。通过导引导丝谨慎将导引导管置于同侧颈内动脉颅底段。采用同轴导管技术，在路径图指引下，将微导丝和微导管谨慎穿过血栓。用1mL注射器，手推造影证实血管闭塞部位、血栓长度和远端血管分支情况。证实远端分支通畅后，微导管推注溶栓药物。每10~15分钟手推造影，观察血栓溶解情况。随着血栓逐渐溶解，后退微导管，继续溶栓；重复上述操作，直至血栓全部溶解，血管再通。对于使用30万IU尿激酶/10mg rt-PA后，造影显示血栓无溶解迹象的患者，提示动脉粥样硬化狭窄基础上的血栓形成或栓塞。将微导管头端置于血栓近端溶栓。当血管造影证实血栓溶解，残留局限性狭窄时，考虑急性球囊扩张血管成形或急诊血管内支架置入治疗。

血管主干开通后，造影观察远端分支前向血流情况（TICI分级），要建立TICI2b级以上的前向血流，才能表明开通血管有效。同时要观察重要功能区供血动脉是否通畅（如大脑中动脉对中央前后回供血动脉）。局部脑组织染色缺如或循环时间延迟（＞9秒）是分支血管阻塞的间接征象，提示血栓累及小血管，如过早停止溶栓可能无法恢复脑组织的正常灌注。血管直径在2mm以上的主干血管，如果溶栓后依然还存在局限性不规则充盈缺损（常提示有动脉粥样硬化斑块或心源性栓子）的存在，前向血流达不到TICI2级，可采用1.25~2mm直径微球囊，对栓子进行缓慢挤压，常能获得主干的血流通畅。如果血栓碎屑脱落，栓子向血管远端移位，造成远端动脉分支的阻塞时，对于重要功能区供血动脉，可以采用微导管"追逐"溶栓的方法，将微导管超选到局部以4000~10000U/h的速度泵入尿激酶或1mg/h rt-PA溶栓，直到造影恢复正常。其他血管应根据溶栓药量的多少、患者症状恢复程度以及出血风险的综合评估进行处理。通常尿激酶总量控制在100万IU/rt-PA 40mg以内。

大血管内血栓形成患者，随着溶栓进程，血栓脱落随血流造成远端动脉分支的阻塞，需要微导丝导引下，超选择性将微导管置于血栓内溶栓，直至血栓完全溶解。

血管内对溶栓不敏感的局限性不规则充盈缺损常提示栓子（动脉粥样硬化斑块或心源性栓子）的存在。根据闭塞血管的管径，采用1.25~2mm直径微球囊，对栓子进行缓慢挤压，常能获得主干的血流通畅。栓子向血管远端移位，造成M3段以远血管分支不完全闭塞时，不强调进一步超选择性溶栓和球囊扩张压迫处理，严格肝素抗凝或抗血小板聚集治疗即可。

（四）颈内动脉近端主干闭塞

颈内动脉近端主干闭塞时，需先对全脑血管造影进行全面分析，观察前、后交通开放和大脑后动脉软膜血管代偿情况，了解局部脑组织缺血程度。对于前或后交通动脉开放，颈内动脉远端分支血流灌注较好患者，通过代偿供血动脉（对侧颈内动脉或椎动脉）灌注30万~50万单位尿激酶，常能改善神经功能症状，不增加颅内出血风险。对于前、后交通未开放，且无明显软膜血管代偿患者，由于患侧半球脑组织处于严重缺血状态，临床症状逐渐加重，即为进展性脑梗死，威胁患者生命的可能性很大。此时，应积极干预，尽量恢复缺血脑组织血流，使脑组织的缺血损伤降到最低程度。

由于颈外动脉与颈内动脉存在广泛的血管沟通，单纯颈内动脉近端闭塞时，绝大部分患者通过眼动脉向颈内动脉颅内段供血，造影常发现眼动脉开口以远的颈内动脉显影。单纯颈内动脉近端闭塞常提示发生在颈内动脉高度狭窄基础上的突然闭塞。因此，需将8F导引导管置于患侧颈总动脉远端，使用微导管、微导丝缓慢通过颈内动脉残端，探寻潜在的颈内动脉管腔。将微导管轻柔通过狭窄闭塞段，置于颈内动脉中段，手推造影证实中段和远端血管情况。如远端通畅，考虑颈内动脉近端严重狭窄继发血栓闭塞，在征得家属同意后急诊行CAS手术；如远端不通畅，考虑大脑中动脉或大脑前动脉狭窄导致血栓，微导管推注尿激酶20万~30万IU/rt-PA 10~15mg，观察大脑中动脉或前动脉分支通畅情况，考虑是否需机械取栓或急诊支架置入术。

第五章 泌尿外科疾病

第一节 泌尿系统影像检查技术

一、泌尿系统X线检查

（一）泌尿系统平片

泌尿系统平片（kidney ureter bladder，KUB）又称腹部平片，包括肾、输尿管、膀胱区域，是泌尿系统X线检查中的基本方法，也是静脉尿路造影术前必不可少的常规摄片。摄片前应使肠道清洁避免气体及粪块的干扰。

1.适应证

泌尿系统结石、钙化等。

2.禁忌证

妊娠早期。

（二）尿路造影

用于观察肾盏、肾盂、输尿管和膀胱的内壁及内腔，分为排泄性和逆行性尿路造影。

1.排泄性尿路造影

排泄性尿路造影又称静脉肾盂造影（intravenous pyelography，IVP），含碘水溶性造影剂由静脉注入，经肾小球滤过、肾小管浓缩后，排入肾盏和肾盂内，不但能显示肾盏、肾盂、输尿管和膀胱的内壁及内腔形态，了解尿路的解剖结构、通畅程度，也能大致了解双肾的排泄功能。缺点是显影情况与肾功能相关，且造影剂存在肾毒性，故对肾功能受损者应慎用或禁用。

（1）适应证：①肾、输尿管疾患，如结核、肿瘤、畸形、积水、结石等疾病，且需了解肾功能的患者；②原因不明的血尿和脓尿；③尿道狭窄不能插入导管或不能做膀胱镜检查者。

（2）禁忌证：①碘剂过敏者；②妊娠期及产褥期；③碘造影剂高危者慎用。

成人在注射造影剂后，压迫输尿管，以减慢造影剂排入膀胱的速度，在第7、第15、第30分钟各拍片1张。肾盂显影满意后解除压迫，拍摄一张全泌尿系统X线片。斜位摄片有利于观察输尿管走行、腹膜后占位所致的移位，以及膀胱的充盈缺损灶。对于肾积水患者，使用常规方法进行尿路造影不满意，可以延长时间进行摄片。目前，临床应用的IVP多被CT/MRI增强及CTU/MRU取代。

2.逆行肾盂造影

逆行肾盂造影（retrograde pyelography，RP）经膀胱镜下将导管逆行插入输尿管并注入含碘造影剂，使肾盏、肾盂、输尿管显影的检查方法。优点是造影剂充盈好，利于对细微结构的观察，可以了解肾功能不良患者的尿路情况。缺点是属于有创性检查，可引起痉挛、肾绞痛、泌尿系统上行感染，对操作人员要求高，并需要膀胱镜等设备。

（1）适应证：①无法进行IVP者；②IVP观察欠满意者。

（2）禁忌证：①急性下尿路感染；②膀胱内大出血；③心脏功能严重不全的患者；④存在前列腺增生等尿道狭窄的因素时插管困难，为相对禁忌证。

3.排尿期膀胱尿道造影

排尿期膀胱尿道造影先排尽膀胱内尿液，将导管插入膀胱，注射100～200mL造影剂，令患者排尿，于排尿过程中摄仰卧位片，包括双肾、输尿管及膀胱。另一种方法是先作IVP，然后放松压迫带，令患者憋尿，待膀胱充满后，于排尿过程中摄片。

（1）适应证：①儿童膀胱输尿管反流性肾病；②膀胱疾患，如肿瘤、炎症、结石、外伤、发育畸形和憩室等；③观察盆腔肿瘤、前列腺病变与膀胱的关系；④脐尿管未闭和输尿管口囊肿。

（2）禁忌证：①膀胱及尿道急性炎症；②严重外伤或大出血休克。

（三）肾血管造影

肾血管造影属于有创性检查，主要用于检查肾血管病变；还可进行肾血管病变及肾肿瘤的介入治疗。肾血管造影分为两种：肾动脉造影和肾静脉造影。

1.肾动脉造影

肾动脉造影方法有两种：腹主动脉-肾动脉造影及选择性肾动脉造影。两种检查都采用经皮经动脉穿刺插管，即Seldinger技术，用动脉穿刺和导丝、导管的换置法进行动脉造影。导管进入股动脉后，逆行向上进入腹主动脉，将导管尖端抵达$T_{1、2}$水平，即腹主动脉分出左右两侧肾动脉以上平面，使用高压注射器注入造影剂30～40mL，2秒内注射完毕，注入1/3时即可用X线快速换片照相或用数字减影血管造影（digital subtraction angiography，DSA）摄片，可显示腹主动脉、肾动脉开口及其主要分支。

2.肾静脉造影

肾静脉造影对诊断肾静脉疾患，如肾静脉内瘤栓形成及肾内外肿块压迫肾静脉等，尤其对诊断肾病综合征的重要并发症——肾静脉血栓有较高的特异性。采用右股静脉Seldinger技术，左右肾静脉同时分别插管，注射造影剂后可用普通照相或DSA。

二、泌尿系统超声检查

超声能直接显示肾实质、肾盂、肾盏等断层结构，具有简便、经济和不受肾功能影响等优点，有助于早期发现肾内肿物并进一步显示病变内部结构（囊性、实性或混合性）。通常作为泌尿系统疾病的首选影像检查技术，可以检出和诊断畸形、结石、肿瘤等大多数肾、输尿管及膀胱病变。超声引导穿刺肾脏肿物可提供组织学和细胞学等病理诊断依据。彩色多普勒对肾动脉、肾静脉栓塞或瘤栓有较大的诊断意义。然而，超声易受肠内气体的干扰，对较小病变的检出以及定性还有一定的限度。

三、泌尿系统CT检查

CT空间分辨率较高，扫描时间快，可以提供肾脏及集合系统的精细解剖信息，在泌尿系统的各种疾病诊断中占有越来越重要的位置。对于结石的检出，

CT比KUB更敏感，定位更准确。CT增强扫描对肿瘤的定位及定性诊断准确性很高，还可以对恶性肿瘤进行分期。CT尿路造影（CT urography，CTU）可整体观察肾盂、输尿管和膀胱，已经逐渐代替IVP，应用越来越广泛。CT血管成像（CT angiography，CTA）可以很好地显示腹主动脉、肾动脉及其主要分支，准确诊断肾动脉狭窄及先天异常。

（一）CT平扫检查

泌尿系统CT平扫检查为CT常规检查方法，对于泌尿系统结石、单纯囊肿和多囊肾等疾病，CT平扫就能明确诊断。

（二）CT增强检查

泌尿系统CT增强检查适应证：

（1）肾及肾区肿块的定位及定性诊断，如肾及肾上腺的囊肿、肿瘤、炎性包块、发育异常等。

（2）IVP、RP或超声检查后仍不能明确性质的肾及肾上腺病变。

（3）泌尿系统肿瘤鉴别诊断及恶性肿瘤分期。

（4）泌尿系统创伤。

（5）血尿待查。

以64排螺旋CT为例，可将扫描参数设置为：球管电压120kV，球管电流250~300mA（或自动mA），FOV36~40cm（应该根据患者体型设定FOV），层厚5mm，层距5mm，重建≤1.25mm图像，pitch=1~1.5。使用18~22G套管针于肘前静脉穿刺，使用高压注射器，以2~3mL/s的速率团注非离子型造影剂（300~370mgI/mL）100mL（根据患者体重1.2~1.5mL/kg）。扫描时相一般为3~4期：平扫、皮质期（约1分钟）、实质期（2~3分钟）、排泄期（5~10分钟）。实质期应进行大范围扫描至腹主动脉分叉处。图像后处理主要为多平面重建（multi-planar reformation，MPR）和最大密度投影（maximum intensity projection，MIP）重组（应该有小于1mm的重建图像）。

（三）CT血管成像

随着多层螺旋CT的发展，CT血管成像（CT angiography，CTA）作为无创性显示血管病变的方法，已经广泛用于临床，可以检出并评价肾动脉狭窄、肾动脉瘤、肾动脉夹层、多发性结节性动脉炎、多发性大动脉炎、静脉血栓、瘤栓、脾-肾分流等，还可以检出血管的起源或开口的位置变异，结合常规CT检查显示血管管腔外与管壁的病变，如肿瘤对血管的侵犯等。对肾血管及相关血管结构的显示能力接近DSA，同时可以发挥各种重组处理的优势。

1.扫描范围

平扫包括双侧肾脏，以发现动脉壁的钙化斑、肾结石等改变。CTA扫描一般应包括双侧肾脏，肾移植术前患者扫描范围至髂总动脉分叉，以免遗漏起源于髂总动脉的副肾动脉，肾移植术后患者扫描范围应包括盆腔以观察移植肾的情况。

2.扫描参数

目前临床应用广泛的多排螺旋CT实现了各向同性，并提高了采集速度，使得CTA的图像得到了很大的提高。CTA扫描应注意准直宽度与螺距的匹配。以64排螺旋CT为例，可将扫描参数设置为：球管电压120kV，球管电流220mA（250～300mA或自动mA），FOV36cm（应该根据患者体型设定FOV），层厚5mm，层距5mm，重建≤1.25mm图像，pitch=1～1.5。造影剂剂量及速率：使用18～22G套管针于肘前静脉穿刺，使用高压注射器，以4～5mL/s的速率团注非离子型造影剂（300～370mgI/mL），按患者体重1.2～1.5mL/kg计算用量。

3.扫描时相

CTA检查选择延迟时间的方法有很多，小剂量预实验法、团注自动跟踪法、经验延迟法。小剂量预实验法及团注自动跟踪法较为精确。临床常用经验延迟法，延迟时间可设置为25～30秒。必要时可增加实质期、排泄期扫描，同时评价肾实质及集合系统。

4.图像后处理

MPR、遮盖表面显示（shade surface display，SSD）、MIP、容积再现（volume Rendering，VR）等后处理方法已得到了广泛应用。各向同性MPR图像质量同原始图像相似，直观地从多方位了解血管及周围结构情况，可作为诊断依据。CPR有助于完整地显示迂曲的血管。MIP可以显示血管狭窄、扩张、血管壁钙化等。VR可显示迂曲血管的起源、走行，能检出与扫描层面平行而在轴位CT图像上未清楚显示的血管分支。

（四）CT尿路造影

CT尿路造影（CT urography，CTU）是在增强扫描的排泄期采集图像，并对肾盂肾盏、输尿管、膀胱容积等数据进行三维重组，得到类似IVP检查效果的图像。目前，CTU已逐渐取代IVP检查，但其辐射剂量偏高。有研究提出用分次团注双期扫描方案降低辐射剂量，先进行平扫，之后以2.5mL/s的速率经静脉注射50mL非离子型含碘造影剂，延时10~15分钟后以2.5mL/s的速率经静脉注射70mL非离子型含碘造影剂，延时100秒后行实质–分泌期扫描，这两期扫描范围都为全泌尿系统。该扫描方案可以减少扫描次数以降低总剂量，可用于肿瘤与炎症的检查。

（五）CT膀胱造影

CT膀胱造影（CT cystography）已逐渐替代传统的膀胱造影成为初步诊断膀胱创伤的手段之一，能够准确地对膀胱创伤进行分类，进而及时有效地治疗。CT膀胱造影的适应证如下：

（1）外伤中的膀胱损伤。

（2）疑及器械操作后、手术后、放疗后膀胱穿孔或膀胱瘘形成。

CT膀胱造影的扫描方案（单期vs双期）如下：

（1）患者准备，无须口服造影剂。

（2）注射造影剂前期，只有当患者已经使用了口服造影剂时才扫描这一期，以确定盆腔肠管内造影剂。

（3）注射造影剂后期，在重力流作用下通过导尿管，向膀胱灌注10∶1稀释的造影剂溶液至少300mL，夹闭导尿管，扫描范围从髂骨顶部到小转子，必要时进行腹部扫描。

（4）后处理，进行冠状位、矢状位MPR。

（六）CT灌注成像

肾脏血管丰富，血流量大，位于后腹膜，位置相对固定，较腹腔内组织器官受呼吸运动影响小，且为对称性实质性脏器，适合进行CT灌注成像（CT perfusion，CTP）研究。

患者进行CTP前，禁食至少4小时。扫描前训练患者平静呼吸，扫描时要求患者不要移动，嘱患者平静呼吸，在除外腹主动脉瘤等禁忌证后，通过腹带加压来降低呼吸运动对图像质量及定量测量数值准确性的影响。根据设备不同，所采用的扫描方案不同。以64层MSCT为例，扫描方案如下：球管电压120kV，球管电流60mA。扫描模式为轴位扫描，多层同层动态模式。静脉团注造影剂5秒后开始采集图像。采集速度0.5秒/幅，采集间隔1.5秒，采集次数为25次，共持续50秒。选择肿瘤实性成分为主的层面为感兴趣层面，DFOV36cm（应该根据患者体型设定FOV），层厚5mm，共8层，层间隔0mm，Z轴覆盖范围为4cm。扫描过程中不移床。造影剂的注射剂量和速率：使用18G套管针于肘前静脉穿刺，使用高压注射器，以4mL/s的速率团注非离子型造影剂50mL。后处理取得感兴趣区的BF、BV、MTT、PS值等定量信息。

（七）CT能谱成像

双能CT（单源双能CT、双源双能CT）得到高低两种能量的X线采样数据，并根据这两种能量数据确定体素在40~140keV能量范围内的衰减系数，获得其他101个单能量图像；任何单物质的X线吸收系数可由其他任意两种基物质的X线吸收系数来决定，选择衰减高低不同的物质组成基物质对，可获得基物质图像。并根据已知能量水平的某基物质吸收系数可评价出该基物质的密度及空间分布，从而实现物质组成成分的初步分析及物质分离；如果某元素对X线的吸收系数与某化合物或混合物的吸收衰减系数相同，该元素的原子序数就是某化合物或混合物的有效原子序数。通过计算得出化合物和混合物的有效原子序数，可以用来进行物质检测、鉴别及物质分离等。能谱图像分析工具：最佳单能量图、直方图、散点图、能谱曲线等。

在泌尿系统临床应用的CT能谱成像包括：

（1）虚拟平扫可以应用增强后CTU图像分离高密度的造影剂与结石，减少一期平扫，降低患者的辐射量。

（2）最佳单能量图像使CTA双低检查（低造影剂浓度、低辐射剂量）临床可行。

（3）有效原子序数可准确分析泌尿系统结石的成分。

（4）脂基成像可敏感检出肾脏及肾上腺肿瘤中的少量脂肪成分，对不典型乏脂性错构瘤的鉴别有很重要的临床价值。

（5）血基和碘基分离能有效地区分常规CT不能分辨的肿瘤合并血肿。

（6）碘基成像还能进行准确碘定量，用于良恶性肿瘤的鉴别、恶性肿瘤的病理分级和分期、肿瘤疗效的精准评估等。

（7）能谱曲线为病变成分的分析、肿瘤同源的判定提供了便捷工具。

四、泌尿系统MRI检查

在泌尿系统疾病的影像检查中，MRI因其组织分辨力高和多参数、多序列和多方位成像的优势，能进一步显示病变的特征，成为超声和CT检查的有效补充方法，适用于泌尿系统肿瘤及病变的定位、定性诊断、鉴别诊断及对恶性肿瘤的分期诊断；动态增强MRI可半定量分析肾脏的排泄功能；MR尿路成像对尿路梗阻性病变的显示有明显优势；MR非造影剂增强血管成像可用于显示肾动脉及测量肾动脉血流动力学；MR功能成像可提供肾脏的水分子扩散及血流灌注等信息。

（一）MRI常规检查

肾脏的MRI常规行T_1WI、T_2WI及增强扫描，从不同侧面反映肾脏及其病变的形态和功能信息。

常规T_1WI、T_2WI及抑脂序列T_1WI和T_2WI图像上均可清楚地显示正常肾脏的皮质、髓质界限，以T_1WI抑脂图像效果更好。除了显示肾脏病变外，T_1WI结合T_2WI抑脂序列可以很好地显示肾癌的静脉瘤栓和腹膜后淋巴结转移。

MRI增强检查可显示肾实质病变的血供，通常肾脏为富血供器官，皮质和髓质的血供不同，增强检查可明确病变起源。多数肾脏病变与肾实质血供不同，增强扫描可以更加清楚地显示病灶与肾实质的对比。

肾脏MRI常规扫描的推荐方案：T_1WI和T_2WI序列是最主要的序列，必要时可行增强扫描以了解肾实质或肿瘤性病变的血供。

有以下几点需要说明：

（1）扫描范围：当怀疑肾癌时，检查范围宜较大，除了显示肾脏病变外，还应注意对腹膜后淋巴结和肾静脉、下腔静脉瘤栓的显示。

（2）联合应用抑脂与无抑脂图像对组织定性：对肾脏病变进行组织学定性

时，应注意将抑脂序列与非抑脂联合应用，以鉴别T_1WI高信号的脂肪组织和出血、T_2WI低信号肿瘤和含蛋白质较多的囊肿等。

（二）MR血管成像

MR血管成像（MR angiography，MRA）主要用于血管性疾病的诊断，包括注射钆造影剂的对比增强MR血管成像（contrast-enhanced MR angiography，CE-MRA）及不需要注射造影剂的非造影剂增强MRA。

CE-MRA需要使用钆剂，容易引起肾源性的系统纤维化，使皮肤、肌肉和内脏的功能减弱，甚至致命。且CE-MRA不能抑制肾实质信号，明显强化的肾实质往往掩盖肾动脉肾内分支的显示。目前，CE-MRA临床少用。

非造影剂增强MRA具有无创性、无辐射及不需要注射造影剂等诸多优点，已经成为一种新的血管诊断技术。检查方法包括时间飞越法（time of flight，TOF）、相位对比法（phase contrast，PC）及流入翻转恢复（in-flow inversion recovery，IFIR）。由于TOF法及PC法扫描时间较长，患者难以配合而产生的呼吸运动伪影较大，目前已很少使用。IFIR是一种基于平衡式稳态自由进动序列（balanced steady-state free precession，balanced-SSFP）的非造影剂增强MRA技术，采用呼吸触发技术，能在呼气末至下一次吸气前呼吸运动相对停止期进行信号采集，明显减少了呼吸运动伪影，获得高质量的图像。IFIR采用有效反转恢复技术和选频翻转脂肪抑制技术，在清晰显示腹主动脉及肾动脉的同时，能够抑制肾实质及下腔静脉、肾静脉等背景信号，使肾动脉肾内分支显示更加清晰。因此，IFIR可作为临床上怀疑肾动脉狭窄的首选筛查方法，尤其是对过敏性体质、肾功能不全、严重心血管疾病患者。

（三）MR尿路造影

MR尿路造影（MR urography，MRU）利用水成像原理，使含有尿液的肾盂、肾盏、输尿管和膀胱呈高信号，周围结构皆为低信号，犹如IVP所见。适用于尿路梗阻IVP不显影或不能行IVP和CTU检查者。MRU有以下几个优点：

（1）此技术是非侵袭性的，不需要插管，无操作者的技巧问题。

（2）安全性高，无放射线，适合孕妇与幼儿检查。

（3）不用造影剂，无造影剂副反应问题。

（4）泌尿道内的尿液是天然造影剂，即使肾功能明显受损也能良好显影，泌尿系统有感染时也能检查。

（5）可三维重建，在任何平面获得多层投影图像，联合常规的T_1WI、T_2WI平扫等可取得可疑部位的大量信息，一次成像常能获得诊断。图像清晰直观，便于读片，易被泌尿外科医师所接受。

（6）根据有无肾周积液等情况可初步判断急慢性梗阻，也可大致了解肾功能。但与IVP或CTU相比，MRU对肾的细小解剖结构显影相对较差。

MRU可应用于泌尿外科中的许多疾病，如泌尿系统结石、囊肿、肿瘤、畸形（如双肾盂双输尿管畸形、膀胱输尿管反流、马蹄肾等）、增生、结核、炎症等。正常MRU图像上可见肾盏显示为细长的结构，肾盂呈三角形，输尿管往往只能部分显示或呈细长条状，膀胱输尿管交界处则由于膀胱充盈而不易见。由于没有梗阻、扩张与尿液滞留，肾集合系统如肾小盏、穹窿部等细致的解剖结构往往显示不佳。MRU对显示尿路梗阻、输尿管扩张和肾积水的优点非常突出，尤其在肾功能损害患者，MRU明显优于IVP。

MRU对梗阻定位效果最好，梗阻类型可分两种：腔内梗阻，表现为梗阻部位的完全或部分充盈缺损；腔外梗阻，可看到呈鼠尾状逐渐变细的输尿管。如梗阻部位以下的输尿管也显影，则提示为部分梗阻。因MRU不能直接显示梗阻，应在MRU发现梗阻后再局部行常规的T_1WI、T_2WI平扫以获得定性诊断。

肾盂、输尿管MRI扫描推荐方案：肾盂、输尿管的MRI扫描分两步，第一步行MRU检查发现梗阻部位，第二步行常规MRI扫描以确定梗阻原因。

上述序列的具体扫描参数，应根据不同扫描设备及患者体型有所调整，在达到检查目的基础上，得到最佳的信噪比和分辨率。需要注意的是：

（1）腹水较明显的患者，厚层MRU序列的效果不佳。

（2）肾盂、输尿管的病变，往往与膀胱病变同时发生，所以必要时行膀胱的轴位扫描能提供全面的信息。

（四）膀胱MRI检查方法

超声是膀胱影像学检查中最常用的方法：简便、安全而无痛苦，可重复操作，并对治疗方案及评价预后有意义，但对膀胱癌的局部分期效果不佳。静脉肾盂造影中膀胱成像对较小及后壁、前壁等部位的病变显示较差。MRI由于软组织分辨率高，也成为膀胱病变的一种可选择的方法，对肿瘤分期的效果优于超声和CT，但对于小结石的显示不如前两者。

MRI能从形态学角度了解膀胱内占位病变及其与周围的关系，对于临床分期有所帮助，但是不能完全提供定性的信息。经膀胱镜和活组织检查已经确诊的膀胱癌，由于MRI具有非侵入性、能三维重建、显示病变范围等优势，可提供其临床分期的重要信息，有利于治疗方案的选择。

膀胱MRI检查技术一般要求患者适当憋尿，以充盈膀胱，更好地显示膀胱壁及其病变。但是由于MRI检查时间一般较长，不宜在检查前过度憋尿，以免造成患者在检查过程中的不适感，产生运动伪影。膀胱病变的MRI检查序列包括常规扫描、增强扫描和MRU等。常规T_1WI、T_2WI抑脂可以显示膀胱壁增厚情况，以及膀胱肿瘤对周围组织的侵犯，对膀胱结石也能很好地显示。增强扫描对膀胱肿瘤的分期更准确。MRU可显示膀胱病变造成的输尿管及肾盂改变。

膀胱MRI扫描推荐方案膀胱MRI扫描可选用的序列多种多样，平扫T_2WI抑脂序列是最主要的序列，抑脂与非抑脂序列要相互参照。

第二节　输尿管结石

输尿管结石90%以上是在肾内形成而降入输尿管。输尿管有5个狭窄部：肾盂输尿管连接部、输尿管跨越髂血管分叉处、输尿管与男性输精管或女性阔韧带交叉处、输尿管进入膀胱壁的外缘及输尿管的膀胱壁段，肾结石降入输尿管后，易于停留在上述5个部位。输尿管梗阻性病变，常见的如输尿管狭窄、输尿管口囊肿、输尿管瓣膜等也容易合并结石。

一、临床表现

输尿管结石和肾结石的症状基本相似。结石的大小与梗阻、血尿和疼痛程度不一定成正比。输尿管结石的临床表现也根据结石位置的高低和在局部停留的时间长短不同而表现各异。如果结石不活动，又无梗阻和感染，可无自觉症状。不过多数患者有症状，以疼痛和血尿为主。

（一）疼痛

输尿管结石出现肾绞痛者占56%，肾绞痛的原因是结石造成输尿管梗阻，使输尿管和肾盂压力增高，以及结石刺激输尿管造成输尿管痉挛引起；输尿管中上段结石，绞痛位于腰部和上腹部；下段结石疼痛位于下腹部，均向会阴部及股内侧放射；结石位于输尿管膀胱壁段，由于输尿管下段的平滑肌和膀胱三角相连并直接附着于后尿道，肾绞痛时可伴有尿频、尿急、尿痛；疼痛发作时患者面色苍白、全身冷汗、脉搏快速微弱甚至血压下降，常常伴有恶心、呕吐和腹胀。

（二）血尿

血尿也为最常见症状之一，可表现为肉眼血尿或镜下血尿，镜下血尿更为常见，血尿与梗阻、结石的大小和疼痛程度不成正比。此症状常因急性发病后患者未排尿或虽排尿但未被患者注意或无肉眼血尿而未被患者述及。活动后血尿可加重，有时有明显的肉眼血尿，如表现为肉眼血尿通常为全程血尿。许多患者是以运动或活动后出现疼痛和血尿为其特点，少数患者只有血尿，而没有疼痛。

（三）恶心、呕吐

输尿管结石可伴恶心、呕吐。输尿管结石引起尿路梗阻时，输尿管腔内压力增高，管壁局部扩张、痉挛和缺血，由于输尿管与肠有共同的神经支配而导致恶心与呕吐。

（四）局部触痛、叩击痛

局部触痛、叩击痛是输尿管结石的重要体征，尤其是叩击痛。触痛部位与结石部位相吻合，表现为肾区触痛，叩痛或腹部输尿管走行区深压痛。结石与输尿管粘连、固定者体征也较不明显，输尿管壁内段结石常无触痛。

（五）肾积水

输尿管结石有症状者均有不同程度的肾积水，病程长、梗阻重则积水严重，可表现为肾区肿块。

（六）感染

输尿管结石可以合并有上尿路的急性或慢性感染，如寒战、发热、腰痛等。

（七）少尿或无尿

在孤立肾的输尿管结石阻塞或双侧输尿管阻塞，或一侧输尿管结石阻塞使对侧发生反射性无尿等情况，都可发生急性无尿，甚至肾功能不全。

（八）尿频、尿急和尿痛

输尿管膀胱壁段结石可引起尿频、尿急和尿痛等症状，可能是由于输尿管下段的肌肉和膀胱三角区相连，并且直接附着于后尿道。此症状也可出现于结石伴发泌尿系感染。

二、影像学表现

（一）X线片

不透X线的结石于平片上显影，就有关征象或值得注意的问题分述如下：

1. 结石的形状

多呈圆形或卵圆形，边缘较光滑，少数呈桑葚状、三角形或不规则形，不光滑。形状可随病程变化，如初从肾下降时呈圆形，而后渐变成卵圆形、梭形或不规则形。其边缘由光滑变为毛糙不齐。以异物为核心的结石，其形状与异物有关。结石长轴与输尿管走行一致。

2. 结石大小

一般较小，巨石罕见。

3. 结石数目

常为单侧单发，多发性较少。若为多发常在扩张的输尿管内排列呈串珠状，或位于输尿管口囊肿内呈榴子状。双侧对称者并非罕见。

4. 结石的移动

输尿管结石不但可以下降，而且有时向上返至肾盂、肾盏内，后者系因近端输尿管扩张及肾积水，强烈的逆蠕动或体位的改变而致。

5.结石的位置

输尿管结石的确认应与输尿管走行路径相符，但输尿管的解剖位置并非绝对固定，有一定活动范围，内可与脊椎重叠，外可离开横突。在病理情况下移动范围更大，如巨大肾盂积水时，可将输尿管推过中线。这些输尿管位置的变化必须予以充分考虑。

6.结石与骨骼的重叠

输尿管全长的1/3以上与脊椎横突、骶髂关节重叠，发生于该区的结石，尤其小结石易于漏诊。

临床症状典型而平片未发现结石的原因分析：

（1）阴性结石。

（2）结石较小，密度低，尤其与骨骼重叠时。

（3）受肠内气体、粪便的影响。

（4）受输尿管蠕动的影响。

（5）受照片质量的影响。对此，应酌情重拍、短期重复或行CT检查。

（二）尿路造影

1.静脉尿路造影

（1）显示结石在输尿管内的具体位置，鉴别平片上邻近的管外高密度灶。

（2）碘剂流至结石处，密度加大。

（3）显示结石以上输尿管及肾盂肾盏是否扩张及其程度。

（4）尿路扩张及显影延迟，须延时摄片才能显示结石直接征象。

（5）患侧显示梗阻性肾实质像，亦应延时摄片观察。

（6）患侧输尿管全程显影，提示其末端可能存在结石。

（7）结石嵌顿于输尿管膀胱交界处，继发性输尿管周及膀胱黏膜水肿，造成膀胱腔局限性充盈不良，应注意勿误认为是肿瘤。

（8）时见邻近结石上、下输尿管一定范围内无造影剂充盈，可能为局部炎症、痉挛所致。

（9）阴性结石显示为相应形状的充盈缺损。

2.逆行肾盂造影

平片及静脉造影仍不能确诊结石者可行逆行造影。通过前后位和斜位片观察输尿管腔与高密度灶的解剖关系，达到确诊目的。利用输尿管导管插管受阻及导管顶端与致密灶的关系亦可确诊。阴性结石表现为充盈缺损，下缘多较光滑，其下方输尿管不扩张。

逆行造影的另一价值为查清结石下方的输尿管情况，以发现远端之结石或其他潜在病变。逆行造影中可能带入气泡，勿误认为是结石。

（三）CT及MRI

CT对X线片上阳性及阴性结石均可显示，CT值一般在100Hu以上。结石的形状、大小、数目及定位更为准确，免除了其他结构的重叠影响。CT图像易于显示输尿管扩张和肾盂、肾盏积水及梗阻性肾实质像，可直接显示结石周围软组织炎症、水肿，更能客观评价肾功能受损情况（图5-1）。使用螺旋CT扫描的优点是不易漏掉小结石。MRI显示结石不如CT，一般不用于结石的诊断，但MR水成像能够显示结石所致的梗阻性肾、输尿管积水。

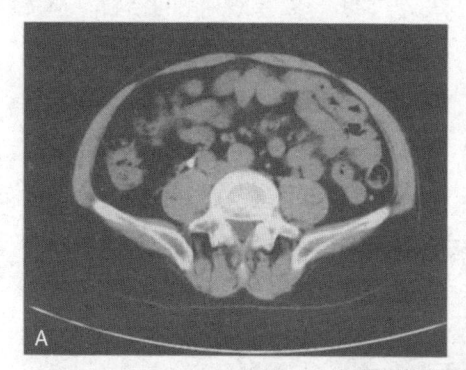

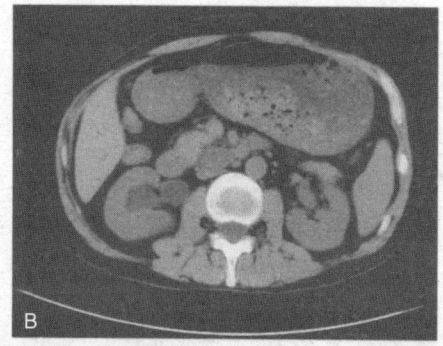

图5-1 右输尿管结石并肾盂、输尿管积水
注：A.右输尿管中段小圆形结石并局部管壁肿胀；B.右肾盂及上段输尿管扩张、积水。

三、治疗

输尿管结石对身体的主要影响，一是可引起剧烈的肾绞痛；二是引起梗阻致肾积水损害肾功能，合并感染将加重损害。因此，输尿管结石的治疗主要是缓解疼痛，去除结石，解除梗阻。一般情况下，如果发现输尿管结石，应在2周内得到有效的治疗。长期不治疗结石停留在输尿管中，必定对肾功能产生不利影响。治疗时应根据结石的部位、大小、数目和肾功能等情况，采用不同的取石方法。

(一)急诊处理

多数患者初发或再次发作都是以疼痛为首发症状,这也是患者迫切需要解决的问题。

1.解除痉挛

剧烈的绞痛是输尿管痉挛所致,治疗的根本在于解除平滑肌的痉挛。常用药物有阿托品、山莨菪碱、孕酮等。

2.镇痛

一般镇痛药效果不佳,常需用较强镇痛药,应给予解痉剂合用,单独应用镇痛药效果差。可采用肌内注射盐酸哌替啶50mg,或并用异丙嗪25mg,症状无好转时,每4小时可重复注射1次;也可采用吗啡10mg并用阿托品0.5mg,效果也较好;此外,硝苯地平10mg舌下含化,对解除肾绞痛效果明显;吲哚美辛对肾输尿管绞痛效果较好;孕酮对镇痛及排石治疗都较满意。尽量在确诊后应用前述药物,如在确诊前用药应嘱患者观察排尿,最好过滤,以发现排除的结石,避免给下一步确诊带来麻烦。

(二)排石疗法

排石疗法适用于结石直径<0.4cm,对侧肾功能良好、在输尿管内停留时间短者可服用中药汤剂、排石冲剂或排石饮液以促进结石排除,配合多饮水,多运动(身体上下震动的运动,如跑步、跳动等)。

(三)体外碎石(ESWL)

1.适应证

适应于输尿管内的任何结石。

2.禁忌证

(1)输尿管结石,结石以下输尿管有严重狭窄或任何原因的输尿管完全梗阻。

(2)怀孕妇女的输尿管下段结石。

(3)严重脊柱畸形。

3.输尿管结石碎石前的常规检查

（1）患者应在术前做好相关的全身检查，如出凝血时间、血小板计数、肝肾功能、心电图等，提前了解身体的真实状况，以利于对症处理。

（2）对于考虑结石，有临床症状，结石影像不十分清晰，或在输尿管走行区有多处高密度影像，梗阻程度和肾功能情况判断不清的患者，必须行静脉肾盂造影，以便了解肾功能，肾积水程度，排除非输尿管结石影像，如腹腔钙化等。必要时行输尿管逆行插管造影。

4.输尿管碎石前的常规准备

（1）患者应在术前做好相关的全身检查，如出凝血时间、血小板计数、肝肾功能、心电图等，提前了解身体的真实状况，以利于对症处理。

（2）输尿管结石碎石前，肠道准备是非常必要的，术前常规应用缓泻剂，术前禁食水，减少肠道内气体和肠内容物，以方便结石定位和避免对冲击波能量的损耗。确诊为膀胱壁段的输尿管结石，碎石前应适量憋尿。

（3）部分患者给予碎石前静脉补液，增加尿量。

5.输尿管结石体外冲击波碎石的方法和过程

（1）常规碎石前无须麻醉：对于下段输尿管可术前肌内注射解痉药，减轻对膀胱的刺激。过度紧张的患者，可肌内注射地西泮10mg，缓解紧张情绪。

（2）碎石体位：常规情况下输尿管上段结石，采取仰卧位，根据情况可向患侧倾斜，接触冲击波源水囊，避免脊柱和肋骨的影响。输尿管下段结石（盆段结石）采用俯卧位。青春期男性和育龄期妇女，要注意性器官的保护。

（3）冲击波工作电压和冲击次数：输尿管较肾脏不易受到损伤，因此在碎石电压和冲击波次数上可适当增加。

（4）输尿管结石冲击波碎石的要点和注意点。

①输尿管结石焦点定位，相对于肾结石要复杂多变。在整段输尿管的不同位置，要有定位角度的变化和体位变化。因而碎石前，除有典型临床症状和清晰结石部位患者，必须行静脉肾盂造影。它能帮助了解结石的大小、部位，肾盂积水程度，结石与输尿管壁间隙大小，输尿管通畅情况。在静脉肾盂造影，输尿管不显影，结石密度低，不能准确判断结石部位；在输尿管走行区域有多个高密度影像，输尿管结石腹腔钙化斑，肠内容物无法明确区分时，术前应行输尿管插管。a.通过插管可将上段结石回推至肾盂，结石在肾盂比较容易击碎，但原则上不强求实施，以免增加输尿管损伤。b.协助定位，输尿管导管或导管内的导丝在

X线或B超下影像清晰，可以更准确衬托出结石的位置，并且把输尿管外的肠内容物，腹腔钙化斑明确区分，避免治疗损伤。c.导管可经结石与输尿管壁间隙通过，首先增加了它们之间的间隙，容易使尿液充填，其次可以通过导管向内注水使输尿管结石周围充水，增加间隙，使冲击波能量充分利用。d.输尿管导管还可作为支架管，使结石移动，帮助碎石后排石。

②输尿管结石在定位过程中，要充分利用脊柱、肋骨、盆骨及膀胱的体表影像来确定结石位置，变不利因素为有利因素。髂嵴以上输尿管结石患者采取仰卧位，但部分结石常与脊柱、肋骨重叠。可采取垫高对侧，使患者倾斜贴紧冲击波源水囊部，通过合适的倾斜角度可避免结石与脊柱、肋骨的重叠，让冲击波源直接聚焦于结石。输尿管结石，结石以上部位积水扩张明显，在定位时可首先选择第一冲击点在结石上端，利于碎石和结石散开。髂嵴以下输尿管结石，采取俯卧位，可以避开盆骨的影响，碎石前膀胱内适当憋尿，有利于结石的定位。

③肠道本身、肠内容物及气体是结石定位和冲击波能量损耗的重要因素，肠管和肠内容物干扰结石的影像，肠内气体可使冲击波能量损失，影响碎石效果。在碎石前最好让患者禁食或口服缓泻剂。患者在摆放体位和与水囊接触时，通过推压等方法减少肠管的堆积。过度肥胖的患者，由于皮肤表面与结石距离太深，无法把碎石焦点聚焦于结石上，使得无法采取体外冲击波碎石。

④如果输尿管结石经2次或2次以上体外冲击波碎石后，结石的大小和位置均无明显变化，不应再实施冲击波碎石，否则会使局部黏膜水肿，增加梗阻程度。应选择输尿管镜下钬激光、气压弹道或超声碎石。

⑤几种复杂性输尿管结石应根据情况分别对待。a.合并感染的输尿管结石：以往的经验合并感染不适合行体外冲击波碎石。输尿管梗阻会加重感染或不利于感染的控制。根据患者的情况，在控制感染的同时，给予体外冲击波碎石，解除输尿管梗阻，使尿液引流通畅。如果体外冲击波不能及时解除梗阻，可考虑经皮穿刺肾造瘘术，择期行输尿管镜下碎石取石术。b.巨输尿管及输尿管开口囊肿合并结石：巨输尿管及输尿管开口囊肿在输尿管开口处都有不同程度的狭窄，使尿液引流不畅，继发输尿管结石或肾结石脱落在此滞留。单独体外碎石效果不佳，巨输尿管征合并结石，碎石一定要成粉末状或先行输尿管镜下输尿管口切开或扩张。输尿管开口囊肿合并结石，应先行膀胱镜下输尿管口囊肿切除术，再行体外冲击波碎石术。c.双侧输尿管结石，选择体外冲击波碎石，基本原则是先治疗急

性梗阻的一侧。先治疗简单易碎石的一侧；先治疗积水较轻，考虑肾功能较好的一侧。双侧输尿管结石，要在保证肾功能，一侧引流通畅的情况下体外冲击波碎石。如果梗阻严重，应先行一侧输尿管插管，放置双"J"管，这样确保引流通畅，保护肾功能。碎石过程中和碎石后，要密切观察尿量，随时采取其他治疗方法解除梗阻。

6.输尿管结石体外冲击波碎石后的观察和处理

（1）输尿管体外冲击波碎石后，一般会出现肉眼血尿和疼痛并发症，严重者可出现肾绞痛，给予解痉镇痛等对症处理。

（2）碎石后，注意观察尿液颜色和尿量，尿中是否有结石碎粒。

（3）碎石后，要多饮水，增加尿量，多活动或蹦跳，在重力作用下，促使结石排出。

（4）碎石后，合理应用抗生素，预防和治疗感染。肌内注射孕酮20mg，每天1次，共3天，使输尿管平滑肌松弛，利于排石。口服清热利湿的排石中药，增加尿量，输尿管松弛，蠕动增强，促进结石排出。

（四）输尿管镜碎（取）石

输尿管镜碎（取）石适用于结石直径0.5～1cm、位于中下段（骶髂关节以下）的结石，术毕留置双J管。若采用输尿管软镜+激光碎石，其适应证可放宽。碎石方法有超声碎石、气压弹道碎石、液电碎石、激光碎石等。

（五）腹腔镜输尿管切开取石术

腹腔镜输尿管切开取石术适用于结石直径＞1cm、嵌顿时间较长者。取石后留置双J管及输尿管旁引流管。

（六）开放性输尿管切开取石术

输尿管结石的治疗，目前已很少采用通过手术切开取石，体外冲击波碎石及通过输尿管镜碎石是治疗输尿管结石的首选治疗方法，成功率超过90%，并且有创伤小、并发症少、成功率高、患者易于接受等优点。但对于少数复杂的病例，如结石滞留在输尿管腔内且病史较长的结石导致输尿管壁炎性水肿、炎性肉芽肿、息肉形成、上尿路积水合并感染等情况时，手术切开取石就成了更优越的治疗措施。在未开展或未熟练掌握腔内泌尿外科技术的医院，输尿管切开取石仍然是主要的治疗方法之一。

手术切开输尿管取石手术的成功率是100%，同时可以对一些输尿管病变进行修复，目的是解除梗阻，取出结石，保护肾脏功能，应注意手术前及手术中的处理原则，防止术后并发症的发生。

1.术前准备

（1）术前应再次摄尿路X线检查以确定结石所在部位，防止结石在术前的移位，造成不必要的扩大手术切口。根据结石所在部位选择手术切口及体位，如中下段结石采用患侧抬高45°体位。

（2）术前应常规应用抗生素，通过药物敏感试验选用肾毒性小的抗生素。

（3）应了解两侧的分肾功能，以便评估及术后随访肾功能的变化。如果手术区以上已有明显积水及感染，则根据具体情况考虑是否需要行暂时性的尿流改道，这样有利于术后结石所在部位创伤的愈合，也有利于肾脏功能的恢复。

（4）输尿管结石手术在术前应留置尿管，尤其是输尿管下段的结石手术，便于操作同时还可观察尿量、色。

（5）对于再次须输尿管切开取石的，因为输尿管周围有黏连，不利于寻找，术前可以行膀胱镜逆行插管至结石水平并予留置。

2.术中操作要点

（1）根据结石所在部位选择最佳手术切口和体位。

（2）除非因以前的手术，输尿管周围有瘢痕粘连，都应在结石的上方从腹膜外寻找、显露输尿管。

（3）术中注意发现结石后要在结石上方固定结石以免结石移位，有时也可再固定输尿管远段，有助于提起输尿管防止结石下移。

（4）由于输尿管血管位于外膜内，应尽量少游离输尿管，切开输尿管时应在结石近肾端向近段输尿管纵向切开，切口应大于结石，这样可减少术后狭窄的发生率。

（5）不要在输尿管肾盂交界处纵向切开输尿管，以免影响其功能，减少术后可能出现的并发症。

（6）发现有输尿管息肉时，应将其切除并送病理。发现有输尿管严重狭窄时，应将狭窄段切除，行端端吻合术，注意游离输尿管不要过长，吻合时采用匀形或斜形吻合，术中应放置双J管以利引流。

（7）缝合前应向远近段探查输尿管通畅性，同时冲洗管腔。以可吸收缝线缝合，不穿透内膜，缝合后应周围覆盖脂肪组织。

（8）术中未找到结石有以下补救措施：手术台上摄X线片；通过输尿管导管探查，确定结石位置后再行切开取石，应用输尿管镜或套石篮取石。如仍未发现结石，应置入双J管，以防止远段结石梗阻造成尿漏或感染。

（9）相同部位再次手术取石时，应在原切口上方寻找输尿管，也可以经腹入路，但伤口引流应放置于腹膜外，以减少术后可能出现的并发症。

（10）输尿管切开手术，均应放置伤口引流管，注意伤口引流管勿放置输尿管缝合处，以免发生炎性狭窄、漏尿，应位于平卧位最低处。根据术中输尿管的情况，也可以同时置入输尿管支架管，有利于尿液的引流，防止管腔狭窄。

（11）经腹途径输尿管切开取石有潜在的腹腔内尿外渗、腹腔感染及粘连等并发症的可能，除非多次取石术后或双侧结石需要同时处理，可以经腹入路，但术中注意输尿管缝合对合整齐及后腹膜闭合严密，伤口引流置腹膜外，勿过度弯曲防止折叠。

4.术后处理

（1）输尿管切开取石术后或成形术后多有各种引流物或支架管，术后这些管道的通畅及管的位置是值得注意的问题，应注意观察，引流管疑为血块堵塞时应以无菌盐水冲洗，引流管应固定位置，以免滑脱移位。

（2）术后应用抗生素防治感染，有造瘘管的应持续应用到拔管，以防逆行感染。

（3）伤口引流管可于术后3～5天、无漏尿、引流量少于15mL/24h时，逐步拔除。

（4）输尿管下段取石术或术中放置输尿管支架管的，术后应保留尿管持续引流3～5天。这样可以减少尿液反流及膨胀膀胱对缝合处的影响，以减少尿漏的发生。

第三节 膀胱结石

膀胱结石新中国成立前及新中国成立初期以小儿最多见，随着生活条件的改善，以前常见的小儿膀胱结石已经很少见，仅在贫困地区可以见到。随着人均寿命的延长，老年前列腺增生患者增多，合并的膀胱结石也随着增多，目前膀胱结石主要见于老年男性，幼儿少见，女性极罕见，多数见于下尿路梗阻性疾病，如前列腺增生症、尿道狭窄、膀胱憩室、异物和神经源性膀胱等，也可由于肾或输尿管结石降入膀胱形成膀胱结石。

一、临床表现

膀胱结石的临床表现与结石大小、活动度、有无伴发感染、梗阻等有关。临床表现多样，可无明显症状，也可引起剧烈疼痛。

（一）疼痛

较大的膀胱结石可无明显临床症状，或仅表现为下腹部、会阴部钝痛胀痛不适，较小结石有时可引起剧烈疼痛。疼痛常放射至阴茎头部和远端尿道，为结石嵌顿于膀胱颈口痉挛所致。疼痛有时放射至背部和髋部。疼痛发作时常伴有膀胱刺激症状。

（二）血尿

膀胱结石引起血尿多为镜下血尿，与结石损伤膀胱黏膜有关，有时也可见明显肉眼血尿，多见于膀胱结石损伤膀胱黏膜小血管或伴发感染、肿瘤、前列腺增生时。血尿可为全程血尿和终末血尿。

（三）排尿困难

可表现为尿线细、排尿费力、排尿无力，排尿时间延长，尿后滴沥，也可表现为排尿时尿流中断，此时伴有剧烈疼痛，为结石嵌顿尿道所致，可引起急性尿潴留。伴有前列腺增生患者，原有排尿症状可明显加重。

（四）膀胱刺激征

可有尿频、尿急、尿痛，多为终末尿痛，为结石刺激三角区膀胱黏膜及膀胱颈黏膜所致，若伴发感染时，症状更加明显。膀胱憩室内结石有时仅表现为膀胱刺激症状。

（五）消化系统症状

较大结石还可引起腹胀、便秘、消化不良等症状。

膀胱结石典型症状为排尿时尿线突然中断，并伴剧烈疼痛，疼痛向阴茎头部和远端尿道放射，伴不能排尿和膀胱刺激症状，经跳跑及改变体位后症状能缓解并可继续排尿。小儿患者常疼痛难忍、哭闹、大汗、用手牵拉或揉搓阴茎或用手抓会阴部。此种情况为膀胱内结石随尿流移至膀胱颈口结石嵌顿所致。临床上典型症状表现并不常见。常见为尿频、尿急、尿痛及血尿，多为终末尿痛，血尿多不严重。膀胱刺激症状有时为膀胱结石唯一症状，易与泌尿系感染混淆。

（六）体征

巨大的膀胱结石可看到下腹部、耻骨上区膨隆，触诊可有压痛并可触及坚硬结石，对较大的膀胱结石可结合直肠指检（男性）或经阴道（女性）双合诊触到坚硬的结石。

二、影像学表现

（一）X线片

膀胱结石钙含量多，常于平片上确诊。
（1）形状多种多样，圆形、卵圆形、不规则形、倒梨形等。
（2）大小不等，小至数毫米，大至十余厘米，以致充满膀胱。
（3）数目可单发或多发，前者居多。
（4）密度由于化学成分不一而密度不均。层状结石有一定独特性，有时于普通曝光条件下密度均匀，而于高千伏照片上显示层状不均。

（5）边缘多数光整，少数不规则或毛糙状。结石层结构明显。

（6）移动性可随体位改变而移动。

（7）憩室内结石可位于膀胱轮廓外，应认真观察膀胱内尿液，并和膀胱周围脂肪层密度对比，予以诊断。

（8）膀胱壁结石可能为膀胱壁静脉石，甚易误诊，通过膀胱充盈及排尿后摄片观察结石的移位有助诊断。

（二）膀胱造影

一般采用逆行造影，其目的、意义如下。

（1）证实平片上发现的结石是否在膀胱内。

（2）发现阴性结石。

（3）发现膀胱憩室内结石。

（4）发现结石的并发症。

（5）鉴别膀胱区钙灶。

阴性结石表现为充盈缺损且随体位而动。排空后即时摄片，结石表面"染色"，形成暂时性高密度环。在空气对比下，结石呈软组织密度影。

膀胱憩室内结石，大小多少不一，利用膀胱造影多轴位观察，既可确诊憩室，又能查明结石的存在。有时，较大的结石可阻塞憩室颈部，造影剂不能充填憩室，使诊断困难。

（三）CT及MRI

为了进一步查明阳性结石或确诊阴性结石，可行CT检查，一般不需MRI检查。

膀胱结石于CT平扫图像上显示为块状高密度灶，CT值在100Hu以上，具有移动性，诊断确切。CT对膀胱区可疑致密灶定位准确，易于表明位于膀胱腔内、憩室内、膀胱壁及壁外。CT易于反映膀胱炎等继发改变及膀胱周围改变（图5-2）。

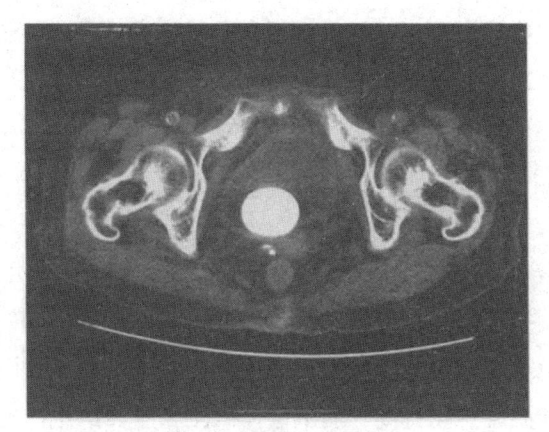

图5-2 膀胱结石并膀胱炎

注：结石位于后方，膀胱壁不均匀性增厚、毛糙。

三、治疗

膀胱结石治疗原则一为除去结石，二为尽量去除引起结石的诱因。对于存在泌尿系感染者应进行尿细菌培养，根据药敏结果应用敏感抗生素，控制感染后再碎石取石。对于伴发尿液潴留者应留置尿管通畅引流，以利控制感染、待感染消失后再进一步碎石取石治疗。有心脑血管疾病、糖尿病、呼吸功能障碍等基础疾病者应同时积极治疗原基础疾病，以提高各种碎石取石操作及手术的耐受性。随着腔内技术的迅猛发展，95%以上的膀胱结石已无须再开放手术治疗，而单纯通过腔内技术即可达到除去结石的目的。

（一）药物治疗

对于较大成形的膀胱结石单纯药物治疗效果差，排石率低。有些患者经常有自尿道排出泥沙样、水垢样结石病史，而上尿路检查未见结石，这类患者多有下尿路梗阻、感染、代谢异常表现。应积极去除这些易成结石的因素，并可根据尿石的成分进行对症状药物治疗。尿酸结石是体内嘌呤代谢紊乱的产物，可采用少吃动物内脏，碱化尿液、口服别嘌呤醇治疗。感染性结石应控制感染酸化尿液、应用脲激酶抑制药。胱氨酸结石治疗需使尿pH＞7.8，应用乙酰半胱氨酸等有溶石作用。调节尿pH可以增高结石的溶解度，口服枸橼酸钾，以碱化尿液有利于尿酸和胱氨酸结石的溶解和消失，口服氯化铵使尿酸化，有利于防止感染性结石生长。大量饮水以排尿有利于消除晶体沉积及感染发生。此外还可以采用中药治疗，所选用中药多以金钱草、海金沙、石韦、车前子等为主，具有清热、消炎、利尿排石的功效。

（二）体外冲击波碎石术

体外冲击波碎石术是通过X线或B超对结石进行定位，利用高能冲击波聚集后作用于结石，使结石崩解，根据产生高能冲击波方式的不同，体外冲击波又可分为液电式、压电式、电磁式。液电式的原理为在水中高压放电，电极附近的水迅速气化，压力和温度急剧升高，周围液体急剧膨胀而产生冲击波。压电式原理为某些晶体存在压电效应。某些各向异性晶体，在机械应力作用下，会相应产生电荷，在外电场的作用下，又相应产生几何应变，高压电激发压电陶瓷，每个压电陶瓷产生一束冲击波，冲击波可被聚集。电磁式的原理为，通过高压电容器对电磁线圈放电，产生脉冲电流形成一个很强的脉冲磁场，引起膜的机械振动，并在水递质中形成冲击波。

体外冲击波碎石术的适应证：适应于成年人，也可适应于儿童，2岁以上儿童均有体外碎石成功报道。儿童多需用氯胺酮麻醉，成年人一般无须麻醉，也无须应用镇痛药。应用体外冲击波碎石术治疗儿童或青年（未生育者）应避免应用X线定位，以免射线损伤生殖腺。禁忌应用于尿道狭窄或重度前列腺增生、妊娠、出血性疾病、严重心脑血管、呼吸系统疾病、急性尿路感染、盆腔骶髂关节畸形不能定位者，以及神经源性膀胱、膀胱憩室内结石，女性月经期体外碎石也应慎重。

根据结石大小、硬度及各种机型不同，碎石的能量以8~16kV冲击500~2500次为宜，儿童膀胱结石宜采用低能量冲击，次数应尽量少，儿童膀胱结石应将结石碎至直径0.2~0.3cm以下，成年人应碎至0.4cm以下，女性膀胱结石碎至0.5cm以下，对于较大的膀胱结石（4cm以上），若无其他碎石方法配合碎石时，应自结石一侧边缘渐至碎石中心，碎石后留置尿管，间隔4~7天可再次对膀胱内较大石块进行碎石治疗，直至结石碎净。

膀胱结石碎石时可采用俯卧位、仰卧位、仰卧斜位、坐位。俯卧位碎石时，患者取俯卧于治疗床上，大腿用棉垫垫起，呈头低足高位。膀胱内保留尿量不宜过多，以100~150mL为宜，这样既可避免结石过度活动反复定位又在结石周围留有一定空间液体有利于结石粉碎。

膀胱内有时因定位原因不能留存较多液体，不利于结石粉碎。仰卧位：膀胱半充盈200mL，患者取仰卧位先向左或右侧卧，使结石沉膀胱体外侧壁，然后慢慢转为仰卧位，探头在耻骨上方结石对侧探寻定位，将结石定位于膀胱侧壁。优点是视野清晰，结石活动小，定位准确。膀胱可充盈较多尿液，碎石效果好。仰卧倾斜位：膀胱内可留较多尿液，取仰卧位一侧垫高，使身体与床面倾斜30°～40°，臀部紧贴水囊，使冲击波入路通过坐骨大小孔达结石位置。优点是避免肠气干扰，提高了工作能量，减少电压及冲击波次数，减轻对组织损伤，避免对髋骨冲击，体位较俯卧位舒适。坐位：膀胱留较多尿液，取坐位双腿分开，会阴部紧贴水囊，对焦冲击，也具有可避开肠气和耻骨联合影响，提高工作能量，治愈率高，对位准确，命中率高，工作电压低、冲击次数少，减少对组织损伤，图像清晰，结石不易动的优点。但对于年老体弱、小儿、下肢残疾或髋关节疾病者不能采用坐位治疗。女性月经期不能行此治疗。

体外冲击波碎石治疗膀胱结石具有安全可靠，痛苦小，效率高的优点，常见并发症为肉眼血尿及碎石块嵌顿于尿道，少见发热，血便等并发症。血尿多不严重，一般不需应用止血药物均可自行缓解。对于明显肉眼血尿者，可应用止血药、膀胱冲洗治疗。为避免碎石后大量碎石块排出形成石街嵌顿于尿道，可采用卧床仰身排尿1天或留置尿管1～2天。对于有内腔镜条件者，可置入膀胱镜或膀胱电切镜用Ellik将膀胱内碎石冲洗干净。口服或静脉滴注抗生素预防感染。对于嵌顿于后尿道内结石，可将结石推入膀胱再次碎石或在尿道原位碎石。对于嵌顿于前尿道结石，可在尿道内注润滑剂将结石挤出或经器械取出。

（三）大力碎石钳碎石

将碎石钳经尿道置于膀胱内，通过碎石钳内镜通道置内镜，在直视下将结石夹碎。适应于成年人结石直径<2.5cm，禁用于急性泌尿系感染、尿道狭窄、膀胱容量过小、严重骨盆畸形患者。取膀胱截石位，采用尿道黏膜表面麻醉，若结石过多，考虑操作时间较长者可采用骶麻、硬膜外麻等。膀胱憋尿或注水150～200mL使膀胱半充盈状态为佳，避免结石在膀胱内过度活动钳夹固定困难，应在直视下看清结石四周夹取结石避免钳夹损伤膀胱黏膜。将结石碎至0.3cm以下，带有后接Ellik冲洗器者用Ellik反复冲洗将结石冲净。大力碎石钳碎

石常见并发症有血尿，多轻微，一般多饮水即可，无须用止血药治疗。其他并发症有膀胱黏膜损伤、膀胱空孔、尿道撕裂，多发生于初次操作不熟练者，膀胱内视野不清时，一旦发生后果严重，应尽力避免。碎石时必须看清结石四周，避免夹住膀胱黏膜。术后有发生尿道热的可能性，应给予抗生素预防。在手术操作开始前可经尿道注入3~5mL0.1%苯扎溴铵或0.5%碘尔康。为避免碎石术后发生尿道水肿引起急性尿潴留，对于操作时间超过30分钟的男性患者应常规留置导尿管1~2天，同时操作中应尽量操作轻柔避免大幅度来回移动碎石钳。

（四）膀胱镜下套石篮取石

采用膀胱截石位，尿道黏膜表面麻醉，经尿道置入膀胱镜，经膀胱镜通道置入输尿管套石篮，调整套石篮使结石长径与套石篮纵轴一致，并使结石小头对向膀胱颈口。套石时缓慢收紧套石篮，同时缓慢减少膀胱容量，使结石随膀胱镜鞘一齐退出。由于此种取石法可能造成尿道损伤而致尿道狭窄，一般只适应用于基础医院无其他碎石设备时应用。所取结石应较光滑，结石横径<0.8cm。1次所取结石数量不宜过多。对于多发结石一般应先取小结石，对于尿道损伤轻，再取大结石时较宜置镜及取石。术后一般有血尿及尿痛，应多饮水及应用抗生素。对于横径<0.6cm结石，也有报道经电切镜夹取结石取石报道。利用电切镜置镜用废旧铲状电极襻或刮刀从上而下勾住结石，远端前推镜鞘，将结石夹于电切襻或刮刀与镜鞘之间退镜取出结石，要点为动镜鞘不动结石并让结石以取小外径通过尿道。两种取石法均有将结石遗留于尿道的可能性，可再次置镜将后结石送入膀胱取石，前尿道结石可挤出或器械取出。

（五）超声碎石

超声碎石是利用超声换能器的效应将电能转化成声能（机械能），再沿硬性探条传导至顶端振动。当探条顶端接触到结石，超声波的高频振动，在结石的表面产生反射波，结石表面会受压而破裂，当超声波完全穿过结石时，在界面被再次反射，这一反射产生张力波，能把结石研磨成粉末状小碎块或将结石震裂。超声碎石一般采用结石位，尿道表面麻醉或连续硬膜外麻醉、腰麻，经尿道置入膀胱镜或输尿管镜，经操作通道置入超声探针，直视下碎石。一般采用频率为24~26kHz，探针尖端振幅30~100pm。膀胱中等充盈，以利于固定结石。超声直视探头一般是中空的，在碎石过程中可以同时用负压将已粉碎的结石吸出来，操作更方便，效果更好。超声碎石不直接损伤膀胱壁，对膀胱损伤小、血尿轻，极少发生膀胱穿孔、尿道损伤等并发症，但探头不可直接接触膀胱壁，以减少淤血和水肿。超声碎石对较大的或多发结石有时碎石时间较长，效率欠佳；适用于较小的结石，并且对一些表面光滑的草酸结石，由于声波的反射，碎石效果欠佳。碎石后较大的碎块可用Ellik冲出。超声碎石禁用于尿道狭窄不能置镜者、急性泌尿系感染、严重出血性疾病及严重基础性疾病不能耐受手术者。

（六）液电碎石术

液电碎石术原理同液电型体外冲击波，利用同轴电极发生电火花产生腔泡，腔泡逐渐扩大崩溃形成冲击波而将结石击碎。考虑结石较易粉碎，手术时间短者采用尿道黏膜表面麻醉或骶管麻醉，结石较大或多发采用硬膜外麻醉。插入膀胱镜置入液电电极，膀胱充盈无菌蒸馏水150～200mL，将电极与膀胱镜透镜窗距离＞10mm，以免液电冲击波损坏透镜，将电极顶端距结石表面1～2mm电极头距膀胱壁应1cm左右，采用连续或单次放电轰击结石，直至结石碎至3mm以下，用Ellik冲洗器冲洗膀胱，取净结石。液电碎石具有安全、疗效确切、并发症较少、经济的优点，对＜3cm结石碎石效果理想。对多发结石且结石较大者手术时间延长，易出现膀胱大的出血，膀胱穿孔等并发症。膀胱的液体充盈以150～200mL为宜，过多膀胱壁变薄过少电极头及结石与膀胱壁太近，易损伤膀胱壁，碎石位置以膀胱底为宜，在膀胱三角区碎石易损伤输尿管开口。主要并发症有血尿、发热、膀胱穿孔。血尿多不严重，偶有大量血尿者需应用止血药及膀胱冲洗。液电碎石操作的膀胱内有电场，冲洗液应用无菌蒸馏水，但膀胱内不可避免有少量尿液电解质，有一定程度的放电损伤，不适应于安装心脏起搏器患者及严重心律失常患者。另外不能用于尿道狭窄不能置镜及出血疾病患者以及膀胱容量小者。

第四节 前列腺增生症

前列腺增生症（benign prostatic hyperplasia，BPH）是引起中老年男性排尿困难最为常见的一种良性疾病。随着人口平均寿命增加，社会老年化，其发病率逐年增加，50岁以上男性的发病率超过了50%，在80岁以上的男性中，超过80%的会出现组织学前列腺增生症。前列腺增生症主要表现为组织学上的前列腺间质和腺体成分的增生、解剖学上的前列腺增大（BPE）、下尿路症状（LUTS）为主的临床症状以及尿动力学上的膀胱出口梗阻（BOO）。BPH已经成为严重影响男性身心健康、严重影响其生活质量的一种常见病。

一、临床表现

前列腺增生症的症状随着病理改变而逐渐出现，早期因膀胱代偿而不明显，排尿轻度困难，但无残余尿，稍有尿频及会阴部不适。随着增生程度的加重，主要临床表现为膀胱刺激症状、排尿梗阻症状及其他症状。

（一）膀胱刺激症状

尿频，尿急，尿痛，尿灼热，急迫性尿失禁。

（二）排尿梗阻症状

排尿缓慢，排尿费力，尿线变细或分叉，尿射程短，尿流中断，排尿时间延长，尿后余沥不尽，夜尿次数增多，严重的出现尿潴留、尿失禁。

（三）其他症状

小腹部或会阴部胀满或疼痛，会阴部下坠感，腰痛，尿液浑浊，失眠。腹压增高引起的疝气、脱肛、痔疮、大便滑脱不禁，随小便而出。

二、影像学表现

（一）超声表现

正常前列腺经腹前列腺扫描显示为均匀、圆形或椭圆组织，低回声而均匀。经直肠及经尿道超声显示前列腺为一对称、月牙状腺体，后侧方微隆起。超声可见移行带为低回声，边缘带为高回声。前列腺包膜未能直接显示，但包膜周围组织可见一高回声清楚的边缘。

良性前列腺增生：腹部超声以及经直肠超声（TRUS）可估计前列腺的大小，计算式为：容积＝高×前后径×宽径×0.5。超声表现有前列腺增大，边界整齐，外腺被压到后方，前列腺内出现大小不等、等回声的增生结节。

（二）CT表现

CT扫描能清晰地显示前列腺及其周围解剖并可测量前列腺的体积，但不能显示分区解剖，测量方法有：

（1）测定前列腺的上下径、横径及前后径。

（2）以电子计算机测量前列腺各层面的面积，然后各层相加。CT扫描有时难以精确地区分前列腺顶部、肛提肌及前列腺和直肠或膀胱壁的界线，因此测量值常较实际值为大。Engelshoven报道30岁及以下正常人前列腺上下径为3cm，横径为3.1cm，前后径为2.3cm，60～70岁者分别为5cm、4.8cm及4.3cm。50岁以上男性前列腺常有钙化，呈圆形、斑片状或散在小沙砾状，前列腺包膜周围可见静脉丛。精囊的大小变异颇大。

如横断面CT扫描示耻骨联合上2～3cm有前列腺阴影，在膀胱后方即认为有增大。

前列腺增生时，前列腺增大，边缘光滑锐利（图5-3）。

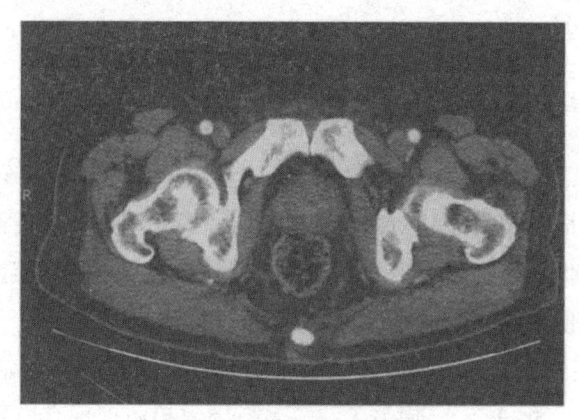

图5-3 前列腺增生肥大

注：男性，79岁，CT增强扫描示前列腺外形增大，边界光滑，其内增强欠均匀。

前列腺及周围组织显示良好，但未能显出前列腺包膜及分区解剖。前列腺容积和大小需在前列腺轴位CT片上测量，但在测量时，难以辨别前列腺尖、肛提肌间及前列腺和直肠远段或膀胱颈之间。因此，常把前列腺周围结构也测量在内，从而过高估计前列腺的大小。前列腺为软组织密度，均匀，前列腺包膜及静脉丛往往不能区别。两侧闭孔内肌可见，肛提肌在前列腺后方。

前列腺增生为圆形、对称和边缘锐利，如为中叶增生，可见突出膀胱三角区压迫膀胱，此时前列腺在耻骨联合上2~3cm。

增强扫描可见前列腺增生，有不规则不均匀斑状增强，而增生的前列腺压迫周围带变扁，密度较低为带状。精囊及直肠因前列腺增生而移位。经尿道电切后，CT可见扩张的尿道，前列腺缩小、不规则。

（三）MRI表现

良性前列腺增生在T_1加权像上表现为前列腺体积增大，信号均匀，前列腺轮廓光整，两侧对称，在T_2加权像上表现为前列腺各径线增大，周围带变薄，甚至消失，前肌纤维变薄甚至消失。增大的前列腺表现为不规则低信号区至筛孔样低信号灶，此型以间质组织增生为主；高信号结节灶，此型以腺体增生为主；或两者同时存在，为混合型。腺体增生者常有假包膜形成，为包绕中央带的环状低信号。

三、治疗

（一）药物治疗

药物治疗的短期目标是缓解患者的下尿路症状，长期目标是延缓疾病的临床进展，预防并发症的发生。在减少药物治疗不良反应的同时保持患者较高的生活质量是BPH药物治疗的总体目标。

1. α受体阻滞药

α受体阻滞药是通过阻滞分布在前列腺和膀胱颈部平滑肌表面的肾上腺素能受体，松弛平滑肌，达到缓解膀胱出口动力性梗阻的作用。根据尿路选择可将α受体阻滞药分为非选择性α受体阻滞药，如酚苄明；选择性$α_1$受体阻滞药，如多沙唑嗪、阿夫唑嗪、特拉唑嗪；高选择性$α_1$受体阻滞药，如坦索罗辛、萘哌地尔。α受体阻滞药适用于有下尿路症状的BPH患者。选择性$α_1$受体阻滞药是最常用的药物，因疗效好，见效快，疗效优于5α-还原酶抑制药，国际已公认为治疗的首选药物。该药是伴有困扰症状的BPH患者可接受的一种治疗方法，能明显改善患者的生活质量，一般不会出现严重的并发症。α受体阻滞药治疗后48小时即可出现症状改善，但采用IPSS评估症状改善应在用药4~6周后进行。连续使用α受体阻滞药1个月无明显症状改善则不应继续使用。临床研究结果表明，α受体阻滞药长期使用能够维持稳定的疗效。

不良反应包括头晕、头痛、无力、困倦、直立性低血压、逆行射精等，直立性低血压更容易发生于老年及高血压患者中。有严重心血管疾病及近期心绞痛或脑血管意外者不宜应用。本类药物适用于症状较轻不需手术者或不宜手术者。

2. 5α-还原酶抑制药

5α-还原酶抑制药通过抑制体内睾酮向双氢睾酮的转变，进而降低前列腺内双氢睾酮的含量，达到缩小前列腺体积，改善排尿困难的治疗目的。常用的5α-还原酶抑制药包括非那雄胺和依立雄胺。非那雄胺适用于治疗有前列腺体积增大伴下尿路症状的BPH患者。大量临床观察证明，非那雄胺能显著改善约半数BPH患者症状，其最大的优点是安全、可靠、无毒性，若能长期应用，有望防止BPH进一步发展，使患者免于手术治疗，一般最大疗效可在用药半年后出现，停药后症状复发，故应长期服用。

非那雄胺最常见的不良反应包括食欲缺乏、恶心、头昏、勃起功能障碍、射精异常、性欲低下和其他（如男性乳房女性化、乳腺癌等）。

3.联合治疗

联合治疗是指联合应用α受体阻滞药和5α-还原酶抑制药治疗BPH。联合治疗适用于前列腺体积增大、有下尿路症状的BPH患者，可以有效推迟急性尿潴留发生的时间和外科手术治疗的时间。BPH临床进展危险较大的患者更适合联合治疗。

4.植物类药

国内外植物药均已得到广泛应用，常见药物有前列康（普乐安）、舍尼通（普适泰）、通尿灵、保前列等。该类药物安全性高、不良反应小，临床研究已证明有一定抗增生的作用，且有抗炎、消肿，减轻充血的疗效。但作用机制尚不清楚，推测可能与抗雄激素、抗雌激素效应或者抑制生长因子、干扰前列腺内的代谢有关。

5.降胆固醇药

前列腺增生的发生是由于胆固醇、雄激素、雌激素在其腺泡内沉着量增多，且增生的前列腺腺体内胆固醇为正常含量的2倍，因此改变胆固醇代谢，降低其肠道吸收，可影响前列腺增生的发生而治疗BPH。本类药物多为抗霉菌药，不良反应大，但其中美帕曲星每天3片，1个疗程（30~60天）后，不良反应很小，完全没有激素样作用。

（二）手术治疗

1.外科治疗目的

BPH是一种进展性疾病，部分患者最终需要外科治疗来解除下尿路症状及其对生活质量的影响和并发症。

2.外科治疗适应证

重度BPH患者或下尿路症状已明显影响生活质量者可选择手术治疗，尤其是药物治疗效果不佳或拒绝接受药物治疗的患者，可以考虑外科治疗。当BPH导致以下并发症时，建议采用外科治疗：

（1）反复尿潴留（至少在1次拔管后不能排尿或2次尿潴留）。

（2）反复血尿，5α-还原酶抑制药治疗无效。

（3）反复泌尿系感染。

（4）膀胱结石。

（5）继发性上尿路积水（伴或不伴肾功能损害），BPH患者合并膀胱大憩室、腹股沟疝、严重的痔疮或脱肛，临床判断不解除下尿路梗阻难以达到治疗效果者，应当考虑外科治疗。

3.外科治疗方式

BPH的外科治疗包括一般手术治疗、激光治疗以及其他治疗方式。BPH治疗效果主要反映在患者主观症状（如IPSS评分）和客观指标（如最大尿流率）的改变。治疗方法的评价则应考虑治疗效果、并发症以及社会经济条件等综合因素。

（1）开放性手术治疗：开放性前列腺手术包括耻骨上经膀胱前列腺切除术、耻骨后前列腺切除术、耻骨后保留尿道前列腺切除术、经会阴前列腺切除术等。开放手术曾经一直是治疗BPH的主要方法。其中，以耻骨上前列腺切除术最为常见，具有疗效可靠，手术操作简单，可同时处理膀胱病变等优点，如前列腺体积太大，合并其他病变（膀胱结石、膀胱憩室）等，其存在创伤大、并发症多、术后恢复慢等缺陷。随着腔镜技术的出现，其主导地位正逐渐被经尿道微创治疗所替代。然而其不需要特殊器械，易掌握，所以在没有条件的基层医院仍为治疗该病的首选方法。耻骨后前列腺切除术、耻骨后保留尿道前列腺切除术，临床上也广泛应用。经会阴前列腺切除术因其操作复杂，手术显露较差，术后影响性能力的机会较其他手术高，并发症多，目前已很少应用。

（2）非开放性手术：有经尿道前列腺电切术（TURP）、经尿道前列腺电切气化术（TUVP）和经尿道前列腺等离子双极电切术（TUPKP）。目前TURP仍是BPH治疗的"金标准"，该手术于20世纪60年代开始在国内开展，尽管有一定的并发症和手术死亡率，但随着设备的改进和技术的熟练与提高，日益在国内外得到广泛应用并取得满意疗效，具有手术损伤小、痛苦少、恢复快、并发症少等优点，故广泛应用于临床。经尿道前列腺电气化术（TUVP）是在TURP基础上开展的治疗BPH的新方法，是针对降低TURP术常见的出血及电切综合征所开发的新技术，相比之下，TUVP的住院时间比较短、术后出血比较少，但是却不能取得标本。TUPKP基本上出血量少，手术不受时间的限制，可以更加彻底切除增生的前列腺组织。所有上述各种治疗手段均能够改善BPH患者70%以上的下尿路症状。

（3）激光治疗：前列腺激光治疗是通过组织汽化或组织凝固性坏死后的迟

发性组织脱落达到解除梗阻的目的。疗效肯定的方式有经尿道钬激光前列腺剜除术、经尿道前列腺激光汽化术、经尿道前列腺激光凝固术等。采用钬激光做前列腺切除术能像经尿道前列腺切除术一样，将前列腺切碎取出，具有与其他激光治疗BPH完全不同的特点，是目前BPH激光疗法中较有发展前途的一种新技术。

参考文献

[1]谢锐文.心胸外科疾病诊疗技术与微创应用[M].开封：河南大学出版社，2022.

[2]袁智，周成富.泌尿外科疾病诊疗指南[M].北京：化学工业出版社，2022.

[3]田浩.普通外科疾病诊疗方法与手术要点[M].北京：中国纺织出版社，2022.

[4]许克新.功能泌尿外科手术学[M].北京：人民卫生出版社，2022.

[5]黄朔，马瑞东，鞠东辉.常见外科疾病诊疗学[M].重庆：重庆大学出版社，2022.

[6]刘秦鹏.现代临床外科疾病诊断与治疗[M].天津：天津科学技术出版社，2020.

[7]倪强.外科疾病诊疗学[M].天津：天津科学技术出版社，2020.

[8]杨东红.临床外科疾病诊治与微创技术应用[M].北京：中国纺织出版社，2021.

[9]刘小雷.实用外科疾病诊疗思维[M].北京：科学技术文献出版社，2021.

[10]牛刚.普外科疾病诊治与治疗策略[M].河南大学出版社有限责任公司，2021.

[11]龚仁蓉，许瑞华.肝胆胰脾外科护理新进展[M].四川大学出版社有限责任公司，2021.

[12]陈敏，王霄英.中华影像医学·泌尿生殖系统卷[M].3版.北京：人民卫生出版社，2019.

[13]龚启勇，卢光明，程敬亮.中华影像医学·中枢神经系统卷[M].3版.北京：人民卫生出版社，2019.

[14]宋彬，严福华.中华影像医学·肝胆胰脾卷[M].3版.北京：人民卫生出版社，2019.

[15]金征宇，吕滨.中华影像医学·心血管系统卷[M].2版.北京：人民卫生出版社，2019.

[16]郝鹏.泌尿外科治疗精要[M].北京：中国纺织出版社，2022.

[17]潘继明.神经外科临床理论与实践[M].北京：科学技术文献出版社，2020.

[18]姬云翔，叶小帆，钟伟健.神经外科治疗精要与微创技术应用[M].开封：河南大学出版社，2020.

[19]李勇.神经外科常见病诊治进展[M].云南科学技术出版社，2020.